AF724006

En íntima comunión

EN ÍNTIMA COMUNIÓN

EL DESPERTAR DE TU ESENCIA SEXUAL

DAVID DEIDA

Gaia Ediciones

Título original: *Intimate Communion*

Traducción: Miguel Iribarren

Diseño de cubierta: Rafael Soria

© 1995, David Deida

Publicado por acuerdo con Sounds True, Inc.

De la presente edición en castellano:
© Distribuciones Alfaomega S.L., Gaia Ediciones, 2014
Alquimia, 6 - 28933 Móstoles (Madrid) - España
Tel.: 91 617 08 67
www.grupogaia.es - E-mail: grupogaia@grupogaia.es

Primera edición: marzo de 2026

Depósito legal: M. 4.534-2026
I.S.B.N.: 978-84-1108-199-3

Impreso en España por Artes Gráficas Cofás, S.A., Móstoles (Madrid)

Cualquier forma de reproducción, distribución, comunicación pública o transformación de esta obra solo puede ser realizada con la autorización de sus titulares, salvo excepción prevista por la ley. Diríjase a CEDRO (Centro Español de Derechos Reprográficos, www.cedro.org) si necesita fotocopiar o escanear algún fragmento de esta obra.

Índice

1

¿Qué es la íntima comunión?

Introducción

Pezones, labios, calidez y caricias: todo comienza con dos cuerpos entrelazados en uno, moviéndose como una serpiente sensible de lengua y fuego, con escalofríos por la columna y en el vientre. Entonces la mente cede el lugar a la carne, y la carne cede el lugar al amor. Las superficies en contacto se abren a la luz del amor. La boca se abre, el cuerpo se abre, la mente se abre; la apertura es tan amplia y brillante que desapareces en el amor, tu pareja desaparece en el amor y lo único que permanece es el amor puro.

Como mujer, te has convertido en la totalidad de su deseo. Como hombre, te has convertido en la columna de su rendición.

Agradecido por vuestra fusión en la luz, ahora lo Divino vive en la sonrisa de los amantes.

Este libro está dirigido a los hombres y mujeres que se sienten atraídos por el sexo, el amor y el verdadero éxtasis espiritual. Es para esas personas a quienes les gustan los cuerpos entrelazados, los corazones abiertos y las mentes iluminadas. Si no te deleita un tipo de relación íntima que requiere una profunda pasión, una profunda devoción y una profunda comprensión —las tres a la vez—, este libro entonces no es para ti.

Cuando un hombre y una mujer se abrazan sin restricciones, sin protegerse ni contenerse, se transmiten naturalmente el uno al otro la extática fuerza de la energía sexual, el amor y la unidad. Al principio de muchas relaciones íntimas, esta transmisión bendice el cuerpo, rinde el corazón y hace estallar la mente. Pero después de varios años, muchas relaciones se convierten, en el mejor de los casos, en amistades amorosas entre dos personas que en realidad desean algo mucho más profundo: unión sexual más profunda, devoción más profunda, comprensión más profunda.

Muchos de nosotros hemos experimentado la relación íntima «al viejo estilo», basada en las típicas funciones por las que el hombre es quien controla y la mujer es quien otorga, y hemos hallado que dichas relaciones producen dolor y una dependencia poco saludable. Seguidamente, algunas personas han desarrollado relaciones íntimas «al estilo moderno», basadas en la independencia y en la equidad. ¿Cuál ha sido el resultado?

¿Nuestros mejores deseos de equilibrio interno y autorresponsabilidad han erosionado inadvertidamente el poder de atracción de nuestras relaciones íntimas? ¿Hay algún otro paso que dar —más allá de la independencia personal y de una sana autoestima— que nos permita por fin bajar la guardia en el amor íntimo y relajarnos profundamente en nuestra natural esencia sexual? ¿Cómo dar este paso siguiente hacia la pasión del corazón y la vitalidad espiritual en la relación íntima moderna, más allá de la dominación masculina, más allá del feminismo idealista y más allá de las «relaciones al 50-50», seguras pero tibias, sin perder el terreno ganado?

Después de años de trabajar en terapia y de dirigir cursos y talleres sobre las relaciones, me parece evidente que ya es hora de que hombres y mujeres den el paso siguiente en su estilo de relación íntima. Este nuevo estilo de relación iría más allá de los antiguos papeles sexuales para hombres y mujeres. También iría más allá del cauteloso sentido de independencia que, en las relaciones modernas, tiende a mantener a distancia la apasionada rendición sexual e impide una profunda y vulnerable apertura emocional. Este libro describe cómo realizar la transición a esta nueva etapa de las relaciones, que yo denomino «íntima comunión».

Todas las relaciones íntimas atraviesan progresivamente tres ciclos principales de pasión gloriosa y fracaso frustrante. Hasta ahora nuestra cultura solo ha sido consciente de las dos primeras etapas, de modo que, después de haber ido más allá del desequilibrio de poder en nuestras relaciones íntimas y de haber alcanzado la relación 50-50 más equilibrada —a menudo a costa de la profunda pasión sexual y de la vitalidad espiritual—, no hemos sabido muy bien qué hacer.

Para empezar a dar el paso siguiente en la relación íntima es importante saber qué hemos de hacer cuando nuestra relación parece haber llegado a un punto muerto. Saber cuándo dejar una relación —y cuándo «entrar» en el proceso a veces dificultoso del crecimiento interno— es clave para practicar la íntima comunión. Aprender a navegar en medio de cada crisis, y saber adónde vas, te permite progresar conscientemente en cada etapa de la relación y acceder a un intercambio sexual amoroso y espiritual cada vez más profundo.

Más allá del 50-50

Actualmente, mucha gente cree en el mito de que la felicidad íntima se consigue a través del ideal de igualdad al 50 por ciento entre hombre y mujer. La creencia en este mito ha sido una de las principales razones por las que hombres y mujeres han sido incapaces de profundizar su unión sexual, emocional y espiritual. Como muchos hemos descubierto, cuando centramos nuestra atención en dividir el pastel a partes iguales, frecuentemente nuestro abrazo íntimo es más como un apretón de manos entre socios comerciales que como un delicioso desfallecer que disuelve a dos amantes en un único deseo del corazón.

Culturalmente, la moderna relación al 50-50 nació de la insatisfacción con el antiguo estilo de relación sexual limitadora, en la que hombres y mujeres quedaban confinados a roles rígidamente definidos que dictaban cómo debían conducirse —o lo que podían conseguir— simplemente por ser hombres o mujeres.

Se suponía que los hombres no tenían que expresar sus emociones y debían limitarse a «mantener a la familia». Las mujeres veían reducido su papel al de «amas de casa», con poco poder político o económico y escasas oportunidades de ir más allá de sus vidas hogareñas.

Como en ese antiguo estilo de relación, o «primera etapa», ni el hombre ni la mujer podían desarrollar plenamente sus capacidades, empezaron a depender mutuamente en aquellas facetas o aspectos de los que cada uno de ellos carecía. Los hombres dependían de las mujeres para obtener sexo, cariño y cuidado del hogar y de los niños. Las mujeres dependían del dinero, del afecto y de la posición social del hombre.

Finalmente, muchos hombres y mujeres descubrieron que querían ser libres. Ya no querían depender de otra persona ni que otra persona dependiera de ellos. Como individuos y como cultura, comenzamos a adoptar los ideales de totalidad y compleción individual, y a aceptar que las energías masculina y femenina están dentro de cada uno de nosotros. Los hombres empezaron a aceptar su «diosa interna» aprendiendo a expresar sus emociones y a nutrirse a sí mismos, mientras reconectaban con su vulnerabilidad en las relaciones. Las mujeres comezaron a aceptar su «guerrero interno» desarrollando sus carreras profesionales y fortaleciendo su participación política, lo que les permitía liberarse así de la dependencia económica de los hombres.

Las relaciones íntimas entre hombres y mujeres evolucionaron desde la primera etapa de las «relaciones dependientes» a una segunda etapa de relaciones basadas en el ideal moderno de dos personas independientes, completas en sí mismas, que se unen como iguales y dividen a partes iguales sus responsabilidades domésticas, financieras y de crianza de los niños. Llamo a este estilo de relación íntima la «relación al 50-50».

Todo el mundo está de acuerdo en que la relación al 50-50 es un paso positivo hacia la liberación de la dependencia inducida por los roles de género de la primera etapa. El problema es que muchas mujeres modernas han tenido que encubrir la expresión única y natural de su «radiante feminidad» a fin de tener éxito en el mundo económico moderno, de orientación marcadamente masculina. Y muchos hombres modernos, estancados en un vago punto de transición entre los viejos modelos de masculinidad y las nuevas identidades, se han vuelto esencialmente ambiguos, incapaces de estar plenamente presentes y con confianza en sus relaciones y en sus vidas.

Aunque es evidente que los esfuerzos hacia la igualdad económica y social entre hombres y mujeres han sido necesarios y enormemente benéficos, parece que este movimiento bienintencionado ha producido un efecto colateral no planeado: inadvertidamente, hombres y mujeres están más neutralizados sexualmente, incapaces de darse mutuamente lo que realmente quieren en sus relaciones. Estamos restringiendo la plenitud de las fuerzas masculinas y femeninas que residen en nosotros.

En lugar de celebrar las atractivas diferencias entre las cualidades masculinas y femeninas que cada uno tenemos (que a menudo provocan el encuentro íntimo originalmente), algunos han empezado a negar que haya diferencia. Algunos parecen creer que, en términos de las energías masculina y femenina inherentes, todos somos iguales.

Es evidente que podemos sentir al menos *alguna* diferencia, porque de otro modo no tendríamos preferencias sexuales. Y en realidad ocurre al contrario: la mayoría de nosotros sabemos muy bien qué tipo de amante queremos. Tanto si somos heterosexuales, como homosexuales o bisexuales, la mayoría preferimos un amante más masculino o uno más femenino.

Como terapeuta y educador apoyo plenamente la igualdad económica y política entre sexos, pero también quiero reconocer algunas de las principales quejas que hombres y mujeres esgrimen mutuamente en sus relaciones íntimas.

Las mujeres se quejan de que los hombres se están volviendo más débiles, menos comprometidos con sus relaciones, y de que parecen estar perdidos en sus vidas. En resumen, las mujeres me preguntan por qué los hombres son tan «afeminados».

Los hombres se quejan de que las mujeres se están endureciendo, son más resistentes e independientes, hasta el punto de resultar poco atractivas. En resumen, los hombres me preguntan por qué las mujeres actuales son tan «tocapelotas».

Los hombres y mujeres modernos han descubierto que la igualdad, por sí misma, no asegura una relación apasionada y floreciente. Entonces, ¿dónde vamos a partir de aquí? Está claro que no queremos volver a las dolorosas relaciones de dependencia de la primera etapa. Pero si nos sentimos insatisfechos con la segura, pero tibia, independencia característica de las relaciones al 50-50, y también estamos insatisfechos con las antiguas relaciones, ¿dónde podemos ir?

La íntima comunión, el estilo de relación descrito en este libro, es completamente distinta de las relaciones de dependencia o de las relaciones al 50-50. La íntima comunión no tiene que ver con los roles sexuales al viejo estilo, ni tiene que ver con la idea moderna de «equidad», que niega el vigor esencial de las fuerzas masculinas y femeninas y las atractivas diferencias existentes entre ellas. La íntima comunión tiene que ver con abrir nuestros corazones y ofrecer los dones únicos que residen en lo profundo de nuestra esencia sexual, emocional y espiritual.

En nombre de la seguridad económica y emocional, muchos hemos desarrollado una concha protectora que esconde nuestros dones originales. Por temor a ser demasiado vulnerables o dependientes, muchos hemos perdido la confianza en nuestros dones femeninos naturales de entrega, y hemos preferido asumir una postura más agresiva o independiente. Por temor a tener un estilo machista e insensible, muchos hemos perdido la confianza en nuestros dones masculinos naturales, y al hacerlo hemos perdido contacto con nuestra verdadera dirección en la vida, y tenemos miedo de asumir posturas fuertes en las relaciones íntimas y en el mundo.

Después de preguntar a miles de hombres y mujeres por sus verdaderos deseos para la relación íntima, debo decir que cuando la mayoría de los hombres y mujeres alcanzan la relación al 50-50 descubren que quieren una pareja que exprese más irradiación femenina o más presencia masculina. Mis entrevistas revelan que hombres y mujeres están llenos de hermosos dones masculinos y femeninos que temen compartir, y son renuentes a expresar plenamente sus propios deseos reales en la relación: deseos sexuales, emocionales o espirituales.

Para pasar por estas tres etapas de relación, debemos reconciliarnos con nuestros deseos más profundos de dar y recibir nuestros dones sexuales, emocionales y espirituales. Tal vez descubramos que estamos ocultando algunos de nuestros verdaderos deseos, pensando que son injustos o tabú. Antes de poder aprender a dar y recibir nuestros dones más profundos, delicada o abruptamente, debemos entender por qué limitamos nuestro amor y cómo podemos liberar la misteriosa fuerza que late anhelante en nuestro corazón.

Íntima Comunión

¿Cuál es el placer definitivo que buscan hombres y mujeres en sus relaciones? ¿Dónde podemos encontrarlo de una vez por todas? Como muchos de nosotros hemos descubierto, no lo encontraremos en ninguna persona concreta de la que nos podamos «adueñar» o de la que podamos depender. Tampoco lo hallaremos en una relación cuidadosamente estructurada al 50 por ciento, con un hombre o mujer «seguros». Más bien lo hallaremos en el proceso de rendir abiertamente nuestro corazón, de sentirnos rebosantes de amor.

Este es el secreto que todos los amantes apasionados conocen: en el momento de verdadero éxtasis, morimos a nosotros mismos en el amor, y esta rendición en sí misma es nuestro placer más dulce. La rendición del yo al amor es la base de la íntima comunión.

Admitir el placer que causa esta dulce rendición es tabú en nuestra cultura. Por ejemplo, nuestra cultura espera que seamos fuertes e independientes; muchos consideran que «rendirse» al amor es un acto de debilidad. Además, se supone que siempre tenemos que mantener el control de nosotros mismos. Sin embargo, cuando dos amantes rinden sus límites y se funden en un solo cuerpo de pasión, no conservan ningún control. En el calor del amor y del deseo, somos capaces de forzar a nuestra pareja o de someternos de tal modo que dudaríamos de comentarlo en público.

La mayoría de nosotros hemos sentido la dicha de desbordar parcialmente nuestros límites en el orgasmo, o en el delicioso éxtasis de la rendición emocional al amor. Para explorar plenamente la íntima comunión debemos estar dispuestos a abordar los tabúes del placer extremo, de los que nuestra sociedad prefiere no saber. Aunque la mayoría de nosotros tenemos una línea que no queremos que nadie cruce, debemos estar dispuestos a explorar los deseos de rendición masculina y femenina más profundamente ocultos en nuestro corazón.

Si estás dispuesto a dar tu verdadero don y a expresar tus auténticos deseos, puedes crear una relación íntima perfecta, momento a momento. Este tipo de relación es algo que *haces*, no algo que *tienes*. Es una práctica continuada de unión sexual, apertura emocional y confianza espiritual. Es una práctica del amor.

En este sentido, la íntima comunión difiere de las técnicas psicológicas ofrecidas por la mayoría de los libros sobre relaciones que tratan de nuestro «niño interior» o de conseguir el amor que siempre hemos anhelado de nuestros padres. En lugar de analizar cómo el pasado ha dado lugar a nuestra relación actual, ahora la íntima comunión requiere que practiquemos conscientemente un nuevo estilo de relación íntima, haciendo que el pasado quede obsoleto.

No hay motivo para seguir siendo mediocres en nuestras relaciones íntimas. En íntima comunión, podemos proyectar nueva luz sobre nuestros cuerpos, mentes y corazones hasta sentir una alegría ilimitada. Podemos entender las etapas de la relación por las que ya hemos pasado y las que nos quedan por delante. Podemos honrar y tomarnos con humor las sugerentes, y potencialmente frustrantes, diferencias entre las maneras de amar masculina y femenina. Y podemos abordar los tabúes que nos atraen secretamente en el terreno amoroso, para que la profundidad de nuestro éxtasis en la unión no quede limitado por los *debería* y *no debería* de nuestra época.

La práctica de la íntima comunión no se basa en los roles sexuales de ayer ni en el idealismo al 50 por ciento de nuestro tiempo. Más bien, este nuevo estilo de relación supone un paso más para los hombres y mujeres que están preparados para rendir su yo separado a la fuerza dichosa del amor sin restricciones: un paso que nos libera de los confines presentes y pasados y nos permite superar los temidos límites con que protegemos nuestros corazones. Entendiendo el flujo natural de la energía sexual y confiando en las etapas inevitables que caracterizan el crecimiento del amor, hombres y mujeres pueden relajarse en íntima comunión, yendo un paso más allá de la relación al 50-50.

2

Desenredar el amor

Tres maneras de amar

«Te *amo,* hijo mío».
«Mira a esa joven pareja; están tan *enamorados...*».
«Dios mío, ¡qué ganas tengo de hacer el *amor* contigo!».

En nuestra cultura solemos usar la palabra «amor» para definir tres sentimientos muy diferentes. Para empezar a entender algunas de las complejidades de nuestra vida íntima debemos desenredar estos tres distintos hilos de amor. La práctica de la íntima comunión depende de una comprensión clara de estos tres distintos elementos de una relación íntima: amor, romance y polaridad.

Amor

De los tres —amor, romance y polaridad—, el amor es el más simple de entender y el más difícil de practicar. El amor simplemente es lo que *es* cuando tienes el corazón abierto.

Puedes amar a tu marido, a tu perro, a tu madre, tu coche, tu libro, a tu hijo, un cuadro o una playa…, o a todos ellos a la vez. Amar solo es tener abierto el corazón. Cuando tienes el corazón abierto, amas cualquier cosa o a cualquiera que esté en tu vida. El amor es la unión entre tú y la persona o cosa con quien estás.

El amor es lo que *es* cuando tienes el corazón abierto. Amar es abrir tu corazón. Si estás esperando sentir amor, como si el amor tuviera que venir a ti, es posible que tengas que esperar mucho tiempo. Sientes amor cuando abres tu corazón, tanto si lo haces ahora como dentro de diez años.

El amor no tiene nada que ver con el sexo. Puedes amar a alguien y no sentir deseo sexual por esa persona. Puedes desear mantener un encuentro sexual con alguien a quien ni siquiera conoces o con alguien a quien no amas. Existes como amor cuando tienes el corazón abierto y desprotegido, y te cierras al amor cuando resguardas tu corazón.

En realidad es posible aprender a amar. Puedes aprender a abrir tu corazón incluso en circunstancias difíciles. Incluso en una relación dolorosa, incluso cuando te sientes herido, puedes practicar la apertura del corazón. Puedes practicar el amor. Este es el fundamento de la íntima comunión: practicar la apertura del corazón en todo momento, incluso cuando te sientes herido. En lugar de alejarte o cerrarte, practica el amor. Esta práctica del amor se extiende mucho más allá de la terapia convencional.

Hay muchos buenos libros que explican cómo las relaciones íntimas suelen imitar o reflejar la relación que tuvimos con nuestros padres. Hay muchos buenos terapeutas que saben trabajar los problemas infantiles surgidos en nuestras relaciones íntimas. Y cuando trabajamos con un terapeuta, lo más probable es que exploremos nuestro pasado, nuestros padres, nuestra infancia.

Cuando empezamos a excavar en nuestro psiquismo, todo el material relacionado con nuestra infancia parece interminable. Está bien cavar un poco para entender las raíces de nuestra búsqueda del amor y *la consiguiente frustración*. Pero después de explorar un poco llega el momento de olvidar el pasado y practicar la relación íntima *ahora mismo*, en el presente. En lugar de ocuparnos de la causa pasada de nuestra infelicidad presente, podemos abrir nuestros corazones ahora mismo. Y practicando esa relación momento a momento a corazón abierto, practicando el *estar* enamorados, el poder del pasado se debilita.

Cuando te caes y te haces daño en la rodilla, sientes dolor. Entonces es conveniente tomarse unos momentos para inspeccionar la herida, limpiarla y protegerla con una tirita. Se curará sin necesidad de hacer mucho más. A menos, por supuesto, que sigas cayéndote sobre la misma rodilla y volviendo a herirla.

De igual modo, tus heridas infantiles se curarán por sí mismas siempre que no repitas el viejo patrón de seguir hiriéndote una y otra vez. Es mucho mejor practicar la verdadera relación íntima *ahora* que explorar continuamente el pasado, del mismo modo que es mucho mejor aprender a caminar sin caerse que regodearse en la rodilla herida.

Finalmente, a través de esta práctica del amor, nuestros viejos patrones infantiles de alejarnos o cerrarnos cuando nos sentimos heridos, o de castigar a nuestra pareja por hacernos daño, se disuelven. Es posible que sigamos sintiéndonos heridos cuando nuestra pareja se comporte de manera poco amorosa, pero nuestro dolor no se convertirá en cierre. Nuestro dolor no creará distancia en nuestra relación. Asimismo, cuando actuamos de manera poco amorosa hacia nuestra pareja, él o ella pueden practicar el amor en lugar de devolver el golpe, cerrarse o distanciarse.

Romance

Imagina que estás en una fiesta y que te encuentras ante una persona del sexo contrario. Empezáis a hablar y la conexión es instantánea. La charla discurre sin esfuerzo. Disfrutas mucho estando con esta persona y te sientes muy cómodo. De hecho, la familiaridad es sorprendente. La observas y dices: «Me cuesta creer que nos conozcamos tan solo desde hace algunos minutos. Tengo la sensación de conocerte desde hace mucho tiempo. ¡Tal vez nos conocimos en una vida pasada!».

¿Has conocido al ser «definitivo», a ese compañero o compañera que siempre habías esperado encontrar? Te vas de la fiesta pensando en esa persona. Te sientes feliz por dentro, tal vez incluso un poco aturdido. Empezáis a veros y a pasar más tiempo juntos. Sientes que esta relación es especial. Tienes la sensación de que es única: sientes que estaba predestinada.

Esto es atracción romántica, «enamoramiento».

La atracción romántica empieza con una intensa sensación de unidad y vinculación, un sentimiento de que «os conocéis desde siempre». Probablemente habrás sentido esto con alguna persona a lo largo de tu vida. Si lo has vivido, sabes que este sentimiento no es duradero. A los pocos meses, o, si tienes suerte, después de algunos años, el sentimiento de atracción romántica se acaba.

Y cuando lo hace, parece tomar siempre una forma muy específica. Esta persona que antes era tan mágica para ti, esta persona que parecía ser la que te iba a dar todo lo que siempre habías querido, que iba a traer un amor imperecedero a tu vida de una vez por todas, parece convertirse exactamente en la persona que no te da lo que deseas.

Las relaciones basadas en la atracción romántica nunca ofrecen el amor deseado. ¿Por qué? Porque la atracción romántica se basa en una impronta psíquica formada en la infancia. Como muchos de nosotros hemos descubierto en terapia o a través de la reflexión personal, las personas que nos atraen son justamente las que encarnan las cualidades, buenas o malas, de nuestros padres. Sea lo que sea aquello que nuestros padres no nos dieron suficiente (amor, atención, confianza, libertad, etc.), ello será exactamente lo que nuestra pareja romántica no nos podrá proporcionar.

Parece como si «conociéramos de siempre» a nuestra pareja romántica porque en realidad *la conocemos:* está impresa en nuestra psique infantil a través de la textura familiar de nuestros padres. Nuestra nueva pareja nos parece tan especial porque tenemos la esperanza de continuar la relación que tuvimos con nuestros padres y recibir por fin el amor que siempre quisimos, la aceptación que siempre deseamos, la plenitud del corazón que siempre anhelamos. Y como hemos elegido inconscientemente a nuestros padres en nuestra pareja, elegimos a quien no nos dará lo que siempre hemos querido, tal como no nos lo dieron nuestros padres. (Aunque nuestra pareja romántica nos dé lo que queremos, a menudo no podemos recibirlo porque nuestra impronta infantil no se cree que sea real).

Conforme el «enamoramiento» se pasa, la pareja romántica elegida parece estar perfectamente equipada para producirte dolor. Él o ella parecen tener una increíble capacidad de tocarte en tus puntos débiles y herirte, aunque no necesariamente a propósito; la persona que solía sacar lo mejor de ti ahora parece sacar lo peor simplemente siendo ella misma. Y tú tienes el mismo efecto en ella. Como la atracción romántica se basa en cualidades de tu pareja que reconoces inconscientemente de tus experiencias infantiles, te sentirás tan pleno y tan insatisfecho con el amor de tu pareja como te sentiste con el amor de tus padres.

Polaridad sexual

El poder sutil de la polaridad sexual está presente en todos los aspectos de nuestra vida. Nos acerca a nuestro amante. Hace que nos sintamos incómodos con la esposa de nuestro mejor amigo. Hace que un matrimonio esté lleno de vida. Pero si la polaridad desaparece, se lleva consigo la vida. ¿Qué es la polaridad sexual?

Estás en el supermercado eligiendo unos tomates. Levantas la vista y tus ojos se encuentran con los de una atractiva desconocida, una extraña del otro sexo. Te recorre una descarga eléctrica. Te quedas mirándola un poco más y después vuelves a los tomates. La energía y la vitalidad recorren tu cuerpo.

La polaridad sexual —el tirón o repulsión magnéticos entre los polos masculino y femenino— afecta la totalidad de nuestra vida. Unos momentos de polaridad sexual pueden hacer que el recuerdo de tu viaje al supermercado permanezca en tu mente durante horas e incluso días. Personas que son totalmente extrañas pueden elevar tu temperatura corporal, hacerte sonrojar y acelerarte el corazón. Por otra parte, cuando la polaridad sexual es débil en nuestra relación íntima, empezamos a sentir que nos falta algo, y a menudo culpamos a nuestra pareja o a nosotros mismos.

La polaridad sexual se produce o no..., o al menos eso parece inicialmente. Antes de entender que la polaridad sexual puede activarse y desactivarse conscientemente, la llamamos «química». Te da la sensación de que tu relación íntima la tiene o no la tiene. El ideal moderno de relación basada en la amistad hace que a veces nos comportemos como si la polaridad sexual no fuera tan importante como, por ejemplo, la comunicación. Así, con el tiempo, nuestra relación íntima tiende hacia más charla y menos acción.

Sin embargo, tanto si nos gusta admitirlo como si no, para muchos de nosotros la charla no es suficiente. También queremos compartir la energía de la polaridad sexual en la relación íntima con nuestra pareja.

En la íntima comunión aprendemos a practicar conscientemente el arte de cultivar y compartir la polaridad sexual. Afrontamos el hecho de que, para la mayoría de nosotros, la polaridad es el núcleo de nuestra atracción sexual. Esta fuerza misteriosa afecta todos los aspectos de nuestra vida, y sin embargo se mantiene en un nivel inconsciente.

Empezamos a dominar la polaridad sexual sensibilizándonos a su flujo en la vida cotidiana. Imagina que estás en un lugar hablando con unos buenos amigos de tu mismo sexo. La conversación fluye sin esfuerzo. Os reís juntos y os escucháis mutuamente. Os sentís relajados.

De repente, una persona extremadamente atractiva del sexo contrario entra en la habitación. La energía cambia. La conversación se detiene por un momento y comienza otra vez, un poco más fragmentada, un poco artificial. Te sientes ligeramente inhibido. Y eres consciente de él o ella, esa persona atractiva cuya mera presencia en la sala ha cambiado la energía. Esta es la fuerza de la polaridad sexual.

La polaridad sexual nos afecta de la cabeza a los pies. Nuestras mentes se simplifican en medio del abrazo amoroso y los ojos invitadores de una extraña son capaces de disparar nuestros pensamientos. Nuestro ritmo cardíaco, la temperatura de la piel y la postura también son afectados por la polaridad sexual. Percibe los cambios que se producen en tu cuerpo la próxima vez que estés frente a alguien que te parezca muy interesante. El mero hecho de imaginar sus ojos fijos en tu cuerpo altera tu circulación, tu respiración y tu tono muscular.

La íntima comunión no tiene que ver con el romance

Si queremos prepararnos para practicar la íntima comunión, tenemos que entender que el amor, el romance y la polaridad sexual no son lo mismo. Puedes amar a cualquiera. Puedes amar a todo el mundo. Puedes amar una montaña o una flor, un cuadro o un animal de peluche. Simplemente amas cuando abres tu corazón. En el amor relajas tu sentido de separación y te unes con la persona o cosa que estás contemplando, sea un niño, un amante o el Gran Cañón. El amor es unidad, abrirse hasta el punto de sentirse uno. Y el número de personas, cosas o lugares que puedes amar es ilimitado.

El romance es un sentimiento exclusivo. El principal sentimiento del enamoramiento romántico es: «Por fin esta es la persona que he estado esperando toda mi vida». Sientes una profunda familiaridad con esta persona especial. La mayoría de la gente solo se siente así con una persona, o tal vez con varias a lo largo de la vida. Mientras que el amor es la acción de abrir el corazón, el romance es un sentimiento menos común de familiaridad y de «estar en casa» que sientes con la persona especial de tu vida. E, inevitablemente, mientras que amar no hace sino incrementar el amor, el romance a menudo acaba en decepción cuando tu pareja empieza a irritarte o a frustrar tu deseo de amor más que ninguna otra persona.

La polaridad sexual es un arco de energía que fluye entre dos personas. Podría ocurrirte en la tienda de comestibles con una persona a la que ni siquiera conoces. Es un flujo de energía que recorre tu cuerpo, tu mente y tus emociones, y podrías experimentarlo muchas veces al día, en el trabajo, en la calle o en casa.

El arte de la íntima comunión sigue dos líneas principales. La más importante es la práctica del amor mismo: la práctica consciente de abrir el corazón y sentir lo que te impide amar a cada momento. La segunda práctica es el uso artístico y consciente de la fuerza de la polaridad sexual para transmitir amor. En la práctica de la íntima comunión, el acto sexual puede convertirse en una unión espiritual, una comunicación de fuerza de vida y amor, una apasionada transmisión de apertura y éxtasis. Tanto si se practica la polaridad sexual como si no, la íntima comunión tiene que ver con relajarse más y más en la perfecta coincidencia con el amor, rindiendo nuestros miedos y resistencias. Permanecer libremente abierto en medio del miedo exige la disciplina de amar momento a momento. Ser libre y amoroso es la disciplina última, y así es como practicamos la íntima comunión.

3

Crear polaridad sexual

Cómo funciona la polaridad

Para llegar a dominar la polaridad sexual tienes que sensibilizarte al flujo de la energía sexual misma. Tienes que aprender a sentir el momento en que la polaridad aumenta o disminuye. Por ejemplo, tu pareja te dice algo agresivamente y tu cuerpo empieza a cerrarse, hasta quedar aterido y debilitado. Incluso es posible que te sientas asqueado. Por otra parte, habrá momentos en que la belleza y la presencia de tu pareja abrumen tu corazón, y tu amor se expanda hasta producirte éxtasis.

No tenemos que ser esclavos de la polaridad sexual, ni obedecer sus deseos irracionales o desesperarnos ante su inevitable partida. Con la práctica, la sexualidad puede convertirse en una exploración de energías curativas que no vemos, y en un modo de expresar nuestro amor más profundo. Finalmente, cuando nos rendimos a la sabiduría inherente a la polaridad sexual, el encuentro se vuelve exquisito, una oración corporal, la contemplación del eterno misterio del hombre y la mujer.

Para entender nuestro tránsito de la pasión al hastío y vuelta, debemos entender el funcionamiento de la polaridad sexual.

Como la electricidad y el magnetismo, la polaridad sexual es una energía natural que requiere dos polos. Para que fluya la energía eléctrica necesitas un polo positivo y un polo negativo. Para que fluya la energía magnética necesitas un polo norte y un polo sur. Para que fluya la energía sexual también necesitas dos polaridades. Estos dos polos no se denominan positivo y negativo, o norte y sur. Más bien, basándonos en lo que nos resulta sexualmente atractivo, podemos llamar a estos dos polos «masculino» y «femenino».

Entre los polos masculino y femenino fluye una energía natural, y por eso interrumpes la conversación con tus amigos cuando una persona atractiva del otro sexo entra en la habitación: hay una fuerza que fluye de manera natural entre el polo positivo y el negativo, y tu cuerpo-mente se reorienta como la aguja de una brújula.

Cuando acercamos los polos norte y sur de dos imanes, se atraen entre sí. Pero cuando juntamos los polos del mismo signo, se repelen. La energía magnética puede ser atractiva o repulsiva, dependiendo de los polos que juntemos.

Lo mismo ocurre con la polaridad sexual. En la intimidad, cuando la energía masculina de un miembro de la pareja se acerca a la energía femenina del otro, hay una fuerza atractiva de polaridad sexual que los junta. Pero cuando se juntan dos energías masculinas, por ejemplo, su atracción queda neutralizada, o incluso pueden repelerse como los polos norte de dos imanes.

Las cualidades masculinas y femeninas no se basan en el género

Masculino y femenino no significan «hombre» y «mujer», sino fuerzas sexuales universales. Algunas personas solo experimentan un arco de polaridad con miembros del sexo opuesto, pero la mayoría de la gente experimenta polaridad con todo tipo de gente, e incluso con lugares. Por ejemplo, Hawái es un lugar extremadamente femenino. Cuando sales a pasear en Hawái ves arcoíris dobles y pájaros de hermosos colores volando sobre ti. Estás rodeado por un frondoso follaje tropical y el aroma de papayas y guayabas maduras. Te sientes como si te acabaras de encontrar con una mujer de gran tamaño. Todo tu cuerpo puede experimentar un flujo profundamente placentero de polaridad sexual con la isla misma que resulta muy vitalizante.

Cuando la gente va a Hawái, generalmente van a revitalizarse, a llenarse de energía, a abandonar sus preocupaciones y tensiones mentales, y a relajarse. La isla es tan femenina —te sientes tan abierto y libre de tensión— que unas vacaciones allí son como dos semanas de sexo extraordinario. Te sientes muy abierto y relajado.

La mayoría de la gente que va allí de vacaciones exhibe una actitud masculina en su puesto de trabajo, que es justamente la fuerza opuesta a la que impera en Hawái. Nueva York, por ejemplo, es una ciudad muy masculina en comparación con Hawái.

En Nueva York la sensación es muy vertical, muy afilada, muy enfocada. Cuando estás en Nueva York te entran ganas de «hacer cosas», y haces una tras otra, paso a paso, intentando alcanzar algún objetivo. Esta energía impulsora y orientada hacia el objetivo es energía masculina, tanto si emana de un hombre como de una mujer. Tu propia energía masculina, como la energía masculina de un lugar como Nueva York, está orientada hacia el objetivo, es precisa, dirigida, enfocada y autodisciplinada. Tu energía femenina, así como la energía femenina de un lugar como Hawái, es fuerza de vida fluida, abierta, salvaje, radiante; es la energía de la naturaleza.

Si quieres más energía femenina en tu vida, ve a un lugar como Hawái. Tu cuerpo se relaja, sientes el flujo de energía y te sientes curado por ella. La fuerza curativa de la energía de vida es una cualidad femenina, tanto si la transmite un hombre como una mujer o un lugar.

Si quieres hacer muchas cosas, posiblemente no querrás ir a Hawái. Allí es muy difícil mantener la concentración y disciplinarse. Pero si vas a Nueva York, no puedes evitar estar muy activo. Aunque quieras simplemente relajarte y dar una vuelta por la calle, la multitud te empuja y te lleva de aquí para allá. Eres movido por lo masculino, la energía que te lleva hacia delante.

Estas cualidades también existen en las personas y, una vez más, hemos de insistir en que son independientes de que seas hombre o mujer; no están determinadas por el género. Las energías masculina y femenina son fuerzas universales. Como persona, hombre o mujer, tienes tanto energía masculina como femenina. Cuando acabas con el trabajo del día que te obliga a estar centrado, centrado, centrado, es agradable ir a casa y relajarse en la energía femenina, el flujo de vida corporal. Es agradable recibir un masaje. Es maravilloso tomar una comida apetitosa, disfrutando de las sensaciones del gusto y el olfato. Es fantástico caminar por la naturaleza, con o sin tu amante. En esos momentos, cuando estás conectado con tus sentidos, cuando estás en el flujo de los elementos naturales, cuando estás muy consciente de tu entorno y tu cuerpo está sintonizado con las fuerzas invisibles de la naturaleza, estás en tu energía femenina.

Por otra parte, yendo a una reunión de trabajo podrías pensar: «Bien, ¿dónde he puesto la lista? ¿Dónde tengo esto? ¿Me he acordado de aquello? ¿Cuáles son los asuntos principales? ¿Tendré éxito? De acuerdo, vamos allá». Entonces llegas a la reunión, en la que todo está estructurado y organizado. Durante este tiempo, estás en tu energía masculina. Cuando estás centrado en algo, si alguien se te acerca y te dice:

—Oye, vamos a charlar.

Tú podrías decirle:

—Ahora no. ¿No ves que estoy ocupado?

Cuando estás en tu energía masculina, estás concentrado, envuelto en lo que haces. Por ejemplo, ¿has tratado de interrumpir a un hombre cuando está viendo un partido de fútbol?

¿Encerando su coche? ¿Cuadrando sus cuentas? ¿Leyendo el periódico? Es como si su estado de ánimo dijera: «Ahora no. ¿No ves que estoy ocupado?». Por supuesto, las mujeres también pueden exhibir este estado de ánimo cuando están en su energía masculina. Cuando alguien está en su energía masculina, se halla absorto y no le gusta que le interrumpan.

Sin embargo, cuando alguien está en su energía femenina, en realidad la interrupción no existe. Tal vez suene el teléfono mientras estás trabajando en un proyecto y viendo la televisión, de modo que contestas y sigues hablando hasta que un amigo entra por la puerta. «Te llamo en cinco minutos», dices antes de colgar el teléfono y tomarte un momento para saludar al amigo convenientemente. Entonces recuerdas que pusiste algo al fuego antes de contestar al teléfono, de modo que te encargas de ello, mientras sigues hablando con tu amigo y mantienes un ojo en la televisión. Cuando estás en tu energía femenina, puedes fluir fácilmente de una cosa a otra. Lo femenino fluye estupendamente, mientras que lo masculino es perfecto para hacer las cosas de una en una. Y ambos estados de ánimo son útiles en distintos momentos.

Probablemente conocerás gente, tanto hombres como mujeres, que parecen tener más energía masculina que femenina. Son más como Nueva York que como Hawái, siempre trabajando, siempre centrados en un proyecto, siempre siguiendo un programa de actividades o tachando elementos de una lista. Y otras personas son más como Hawái que como Nueva York. Destilan más energía femenina que masculina. Son personas fluidas y radiantes que por norma no se involucran en proyectos a largo plazo por su cualidad de fluir de una cosa a otra, pero son felices. Y también hay gente que se encuentra entre los extremos masculino y femenino, entre Nueva York y Hawái. Su energía es relativamente más equilibrada o neutral. No tienen los huracanes emocionales de Hawái, ni son frondosos e irradiantes. Tampoco tienen el impulso despersonalizado de Nueva York, ni son tan enfocados y organizados. Tienen un poco de Hawái y otro poco de Nueva York sin llegar a los extremos.

Hay personas de todo tipo, y si te miras a ti mismo, verás que perteneces más a un tipo o al otro: masculino, femenino o neutro. Generalmente, como no puedes verte a ti mismo con la claridad necesaria, es mejor preguntar a alguien que te conozca: «¿De qué tipo soy?», y te dirán: «¿Me estás tomando el pelo? ¡Eres Hawái!».

Cuando alguien que está encarnando una energía masculina se acerca a alguien que está encarnando una energía femenina, en ese momento fluye entre ellos un arco de polaridad. Esa sensación es polaridad sexual: ocurre cuando una persona está en el polo masculino y la otra está en el femenino.

Es muy importante entender que el flujo de polaridad sexual no implica atracción romántica o amor. La polaridad sexual puede producirse sin que esté acompañada por la sensación de «esta es la persona especial que he buscado toda mi vida», indicadora de la atracción romántica. Y la polaridad sexual puede fluir entre dos personas que ni siquiera se conocen y que nunca se hayan dirigido la palabra. Se trata de una fuerza que fluye entre los polos masculino y femenino.

Si un profesor de universidad emite una intensa energía masculina —confianza, visión trascendental, guía—, no es anormal que sus alumnas sientan «pasión» por él. Entre ellos se produce de manera natural un arco de polaridad sexual, como también ocurre entre un terapeuta que dirige de manera continuada (masculino) y un cliente que se abre a él o ella confiadamente (femenino). La polaridad sexual es prácticamente inevitable en estos casos, aunque ciertamente no hace falta actuar a partir de ella.

Asimismo, si una amiga íntima ofrece a un hombre su cuidado y atención —o si una mujer de negocios ofrece apoyo a sus compañeros masculinos—, no es anormal que el hombre empiece a desearla. Una vez más, la polaridad sexual se produce de manera natural cuando un polo intensamente masculino se acerca a un polo intensamente femenino. La polaridad sexual es una fuerza magnética, una fuerza natural, no necesariamente un signo de amor.

Puedes sentir fluir un arco de polaridad sexual entre tú y cualquier persona del sexo opuesto. Es natural. No es intencional. Es inocente, es poderoso, pero no es amor. Y no es atracción romántica. El hecho de sentir un flujo de atracción sexual con tu jefe no significa que debas entrar en una relación con él o ella. No significa nada, aparte de que tú estabas lleno de energía masculina o femenina y tu jefe de la opuesta. Por eso sentiste un flujo de polaridad sexual, y también lo sintió tu jefe.

Nuestra cultura ha perdido la sabiduría de las leyes de la polaridad sexual, y tendemos a no ser muy conscientes de este tipo de energía —masculina o femenina— que expresamos en un momento dado. Esta falta de conciencia suele producir conflictos con nuestros compañeros íntimos, y malentendidos con nuestros amigos y socios comerciales.

Para trabajar conscientemente con el flujo de polaridad sexual en nuestras relaciones íntimas y en el lugar de trabajo, debemos sensibilizarnos al tipo de energía que expresamos: masculina, femenina o neutra. Cultivando esta sensibilidad podemos elegir incrementar la polaridad y aumentar, por consiguiente, la pasión y la atracción sexual de nuestras relaciones íntimas, o reducir la polaridad sexual, minimizando así el flujo de energías sexuales con nuestros amigos y compañeros de trabajo. Cuando entendemos los principios de su flujo, podemos elegir cómo utilizar la poderosa fuerza de la energía sexual.

SENTIMOS QUE UNA RELACIÓN ESTÁ ACABADA CUANDO SE VA LA POLARIDAD

El amor y la polaridad sexual no son lo mismo. Podemos amar a nuestros hijos, a nuestros amigos y a nuestros animales domésticos, pero eso no significa que queramos compartir la polaridad sexual con ellos. Lo contrario también es cierto: es posible que sintamos una fuerte polaridad sexual con un extraño, alguien a quien no conocemos muy bien, ¡e incluso es posible que ni siquiera sepamos su nombre!

Aunque son necesarios un polo masculino y un polo femenino para tener una polaridad sexual plena y apasionada, dichos polos no son necesarios para que fluya amor real. De hecho, las relaciones a largo plazo pierden frecuentemente su polaridad sexual con el tiempo, y sin embargo los miembros de la pareja siguen queriéndose mucho.

Parte de esta reducción de la polaridad sexual es completamente natural. Para muchos de nosotros, especialmente a medida que nos hacemos mayores, la polaridad sexual se vuelve cada vez menos importante, aunque seguimos queriendo que fluya el amor en nuestra relación. Algunos también hemos experimentado una situación menos deseable. Es posible que queramos a nuestra pareja pero que ya no nos sintamos atraídos sexualmente por él o ella. Y, sin embargo, seguimos deseando sentir pasión y polaridad sexual en nuestras vidas. Aquí no hay un verdadero conflicto: simplemente sentimos que la parte sexual de nuestra relación está «acabada».

Debemos entender que, a menos que practiquemos el arte de cultivar conscientemente la polaridad sexual, nuestra pasión íntima siempre tenderá a reducirse con el tiempo, porque nuestras conductas y nuestra falta de entendimiento neutralizan inconscientemente la polaridad. Esto no implica que debamos acabar la relación, sino que deberíamos aprender qué estamos haciendo para producir esta reducción de la pasión, y cómo «repolarizar» nuestra relación. Para practicar la íntima comunión debemos entender cómo potenciamos, neutralizamos o invertimos, consciente o inconscientemente, el flujo de polaridad sexual con nuestra pareja.

Incrementar la polaridad

En nuestra cultura, el intercambio de polaridad sexual se produce más frecuentemente entre hombre y mujer. Sin embargo, es muy posible que dos hombres o dos mujeres practiquen la polaridad sexual en íntima comunión, siempre que en su relación uno de ellos asuma el polo masculino y el otro el polo femenino. También es posible que un hombre polarizado en lo femenino y una mujer polarizada en lo masculino practiquen conjuntamente la polaridad sexual en íntima comunión.

No obstante, la situación más común es que la mujer asuma el polo femenino y el hombre, el polo masculino. Como veremos, si estas polaridades cambian repentinamente o se hacen ambiguas, la atracción entre los miembros de la pareja decrece y surge el conflicto. Pero, antes, veamos cómo podemos incrementar la atracción polar.

Imagina que eres un hombre y estás sentado en el sofá con tu amante, viendo la televisión. Ella se levanta, te prepara tu aperitivo favorito, te lo trae y se sienta cerca de ti. Al sentarse, su falda revela la tersura de sus muslos desnudos. Ella te da de comer con sus dedos, dejando que su mano dibuje una línea desde tus labios hasta tu pecho. Le miras a los ojos y está completamente abierta a ti; sientes su amor. La abrazas y sientes que su cuerpo cede al tuyo. Ella se entrega. La deseas con todo tu cuerpo y con todo tu corazón. Así se incrementa la polaridad.

Aunque esta escena puede ser familiar para muchos de nosotros, ¿qué mecanismos subyacentes están operando? ¿Por qué en este caso se incrementa la polaridad?

La mujer está alimentando al hombre con su energía personal. Ella le está *atrayendo* de la emisión abstracta de la televisión a la irradiación viva de su carne. Ella relaja su mente, energiza su cuerpo y despierta su corazón, tal como las playas tropicales de Hawái. Ella está atrayéndole hacia sí, al jardín de la vida, abriéndose, cautivándole con su amor. Ella está irradiando energía femenina, y de este modo está magnetizando su energía masculina para completar el arco de la polaridad sexual.

Neutralización de la polaridad

Imagina que eres una mujer tumbada en la cama con tu amante. Has estado trabajando todo el día y estás cansada. Al volver a casa, tu amante te ha besado en la mejilla y ha seguido leyendo su libro. Mientras él leía, tú te has preparado rápidamente algo de cena, te has dado una ducha rápida y te has metido en la cama. Finalmente él ha dejado la lectura y se ha metido en la cama, después de poner el despertador y arreglar su parte de la cama como hace cada noche. Piensas que ahora puede que quiera hacer el amor contigo. Podrías hacer el amor si él tiene muchas ganas, pero tú no estás muy excitada. En este caso la polaridad está neutralizada.

Miremos más de cerca este caso de neutralización. La mujer vuelve a casa del trabajo y recibe el beso acostumbrado en la mejilla. ¿Dónde está la fuerza masculina? Él no la está abriendo con su amor ni penetrándola con su deseo: su presencia masculina está completamente ausente. O, más bien, está ausente del intercambio con ella y completamente invertida en la lectura del libro. Ella sigue haciendo lo que tiene que hacer, preparándose la cena y tomando una ducha. Como está cansada, no tiene energía para activar su propia fuerza femenina. Ninguno de ellos están activando su polaridad masculina o femenina, y así la polaridad sexual queda neutralizada.

Inversión de la polaridad

Imagina que eres un hombre y se te ha ocurrido un plan interesante para hacer dinero. Se lo estás contando a tu esposa y ella te interrumpe para decirte que eres un necio. A continuación expone diversas razones por las que piensa que tu plan está destinado al fracaso, y continúa haciendo cosas por la casa mientras te cuenta su propia estrategia para hacer dinero.

—¿Y qué hay de nuestros planes para salir esta noche con los Smith? —dice ella, mientras continúa ocupándose de las labores de la casa. Seguidamente pregunta:

—¿Te has decidido? Ya sabes que tendríamos que irnos enseguida. Bueno, ¿qué vamos a hacer?

A ti este plan ni te va ni te viene. Esta noche no te apetece salir, particularmente con tu esposa. Ella te dice que le duelen los hombros y quiere que se los frotes. Tú ni siquiera quieres tocarla. Así se produce la inversión de la polarización.

¿Qué está ocurriendo aquí? El hombre cuenta a la mujer su idea para hacer dinero. Él está tratando de compartir su dirección, guía y visión trascendental, asumiendo el polo masculino de la energía universal, la energía de Nueva York. De repente, su esposa le interrumpe. Ella deja de estar abierta a su visión, le dice que se equivoca, que no sabe dirigir y que ella podría hacerlo mejor que él. Tal vez sea cierto, pero, en el ámbito de la energía polar, esto equivale a decir a su marido que es un amante espantoso, y que ella le hará mejorar. La polaridad queda neutralizada inmediatamente.

Pero ella no se detiene ahí. Continúa con sus labores de la casa y cuenta a su marido cómo cree que tiene que hacer las cosas. Es decir, en ese momento ella encarna la fuerza masculina que ofrece guía, propósito y visión trascendental: ha invertido su energía polar de lo femenino a lo masculino. Esto estaría bien si su marido estuviera en su energía más femenina, abierto a recibir el consejo de ella. Pero él también está en medio de un momento masculino, contándole su gran idea. Tal como los polos iguales de dos imanes se repelen, esta repentina inversión de la polaridad sexual produce repulsión y distanciamiento entre la energía masculina de la mujer y la del hombre.

Las texturas de lo masculino y de lo femenino

¿Cuáles son las cualidades masculinas y femeninas tal como se manifiestan en las personas? En aras de la sencillez vamos a antropomorfizar estas cualidades universales y llamar a la fuerza masculina (en hombres y mujeres) «Él» y a la fuerza femenina (en hombres y mujeres) «Ella».

Como la energía direccional de Nueva York, lo masculino siempre parece estar involucrado en una misión, una búsqueda o un proyecto, reparando un coche, desarrollando su carrera profesional o buscando el camino hacia Dios. Asimismo, Él ve las cosas desde una posición trascendental. Es decir, como un rascacielos de hormigón, a Él le gusta alzarse sobre todas las cosas y estar fuera de sus emociones: en pensamientos, en conocimientos, o tal vez en la denominada «pureza mística».

Desde su perspectiva trascendental, todo lo que está fijo en la vida —todas las cosas concretas— puede parecer una limitación o una trampa. Por ejemplo, una relación abierta es una cosa, pero el matrimonio otra muy distinta. A cualquiera que tenga mucha energía masculina el matrimonio le parecerá una trampa potencial, un constreñimiento, una pérdida de libertad. Comprometerse en el matrimonio implica dejar atrás el reino de las posibilidades interminables y entrar en el reino terrenal de la interminable responsabilidad.

Para lo femenino, el matrimonio no es una limitación, sino una liberación del amor. La fuerza femenina, en el hombre o en la mujer, tiene que ver con abrirse a amar y a dar amor. La fuerza femenina es la fuerza de la diosa, a veces salvaje e imprevisible, y a veces nutricia y vivificante, como Hawái. A diferencia de lo masculino, lo femenino se siente en casa en la vida, en la sensualidad, en los elementos naturales. Cualquiera que tenga mucha energía femenina aborrecerá el vacío y llenará los estantes vacíos de conchas marinas, flores y otros objetos bellos.

Mientras que el polo masculino se dirige hacia el cielo, como los edificios de Nueva York, el polo femenino está asentado en la tierra, fluyendo con la fuerza de vida. Lo femenino es un océano radiante de tormentas repentinas y curación rejuvenecedora, un jardín lleno de amor y energía salvaje.

La irradiación y la belleza de lo femenino atrae a lo masculino hacia el jardín de la vida, y su corazón atempera la búsqueda incesante. La fuerza femenina abraza la árida direccionalidad masculina y la combina con el sentimiento, la sensibilidad y la sabiduría inherentes al cuerpo. Sin la fuerza femenina, la fuerza masculina es mera direccionalidad, mero propósito y mera orientación hacia el objetivo, todo ello carente de sentimiento. Llevada al extremo más negativo, es explotación, violación y fascismo.

Por otra parte, sin la direccionalidad de la fuerza masculina, el movimiento de la fuerza femenina por sí sola es de apertura y cierre. Por ejemplo, consideremos una persona con mucha energía femenina y muy poca energía masculina. Esta persona puede dedicarse a comer bombones y sentirse abierta y feliz o cerrada y desdichada, pero le costará elegir otra dirección y alejarse definitivamente del chocolate.

Más en serio, si lo femenino establece una relación con un(a) compañero(a) abusivo(a), lo más probable es que le cueste dejar la relación, y tenderá a abrirse y sufrir, y después a cerrarse para volver a abrirse a continuación. Cuando no está equilibrada por la guía y direccionalidad de la fuerza masculina, la fuerza femenina extrema pasa por buenos y malos momentos con la esperanza de salir adelante, alternando entre el amor y el sufrimiento, entre sentirse herida y dar una nueva oportunidad.

Otro modo de ver las fuerzas masculinas y femeninas en hombres y mujeres es analizar la sexualidad. Para el hombre, la unión sexual ocurre fuera del cuerpo, mientras que para la mujer la unión sexual ocurre dentro de ella. Durante el encuentro sexual, la carne del hombre se pone rígida, dirigida; apunta hacia su liberación y la consigue. La carne de la mujer se abre, deviene más vulnerable a la penetración, y todo su cuerpo y su estado emocional se abren al amor; ella quiere dar amor abriéndose, y quiere recibir profundamente el amor de su hombre.

La fuerza masculina es una fuerza direccional y concentrada en un punto, tal como la carne del hombre se polariza en el contacto sexual. En un sentido más amplio, es la fuerza de la disciplina (concentración en un punto) y la guía (direccionalidad), y tiende a dirigirse hacia lo trascendental (hacia arriba).

Tal como la carne del hombre revela su direccionalidad y su orientación hacia arriba y a lo lejos, la carne sexual femenina revela su deseo de atraer dentro de sí a un buen hombre, de abrirse en la unión con él y llenarse de un amor imperecedero. Lo femenino se abre cuando siente amor, y se cierra cuando se siente herido. Lo masculino entra en la relación cuando siente amor, y se aleja de la relación cuando se siente herido. Tanto las fuerzas masculinas como las femeninas están presentes en cierta medida en cada hombre y mujer, aunque algunos destilan más fuerza masculina, como Nueva York, o más fuerza femenina, como Hawái, y otros se expresan de manera más neutral o equilibrada.

Como caracterización general, por tanto, el polo masculino en cada uno de nosotros apunta hacia arriba, lejos del cuerpo y de la vida. La fuerza masculina es una fuerza de direccionalidad consciente e intención, que a veces se queda estancada en la cabeza. El polo femenino en cada uno de nosotros se siente en casa en el cuerpo y en la vida. La fuerza femenina es una fuerza de irradiación y apertura, que a veces se queda estancada en las emociones.

Personas masculinas y femeninas equilibrándose mutuamente

Cuando una persona más masculina se enamora de otra más femenina, pueden disfrutar la fuerza vivificadora de la apasionada polaridad sexual que fluye entre ellas. Quienes son más neutrales probablemente preferirán equilibrar sus energías internas por medios más solitarios o no-sexuales.

No obstante, quienes tienen una orientación más sexual también disponen de otra opción. En la íntima comunión, los miembros de la pareja pueden equilibrarse y sanarse mutuamente a través de la fuerza dinámica de la polaridad sexual que fluye entre sus polos nativos masculino y femenino.

Por ejemplo, cuando un hombre masculino queda polarizado por una mujer femenina, se siente llevado a salir de su cabeza, a salir de su fantasioso reino de posibilidades y a involucrarse con una realidad viviente: ella. Él comienza a actuar desde sus sentimientos en lugar de vivir en sus pensamientos. El amor lo lleva hacia el cuerpo, el suyo y el de ella.

La fuerza femenina atrae lo masculino a la danza de la vida, del amor, de la relación íntima. Por tanto, si su mujer se vuelve como Nueva York, mandona o dura, o se retira de su energía femenina del modo que sea, el hombre se siente atrapado inmediatamente: él ha dejado su reino de posibilidades y se ha comprometido con una relación real, algo que limita sus posibilidades.

Si la fuerza de atracción femenina de su pareja se vuelve inactiva, si él no se siente vivificado por su energía, sentirá que la relación le constriñe. Parece más una carga de deberes y obligaciones que un deleite y una fuente de energía. Su fuerza masculina ya no está polarizada magnéticamente por la fuerza femenina de ella, y él empieza a moverse hacia arriba y a lo lejos, volviendo a su torre de posibilidades, donde espera evitar constricciones innecesarias y tal vez hallar otra fuente de energía femenina.

«¡Quiero salir de aquí!». Esta es la voz de lo masculino cuando ya no le polariza lo femenino.

La forma esencial que toma el estado de ánimo negativo en lo masculino es sentirse cansado, cargado, constreñido por las obligaciones. Por ejemplo, por más que hable con su mujer, el hombre no se liberará de la sensación de estar atado por las obligaciones y atrapado. Sin embargo, si ella no se desmorona ni se siente rechazada por su estado de ánimo, y se mantiene en la relación como la fuerza de Hawái, activa en su amor, entonces su fuerza femenina puede transformar el momento en un jardín delicioso. Ella puede aliviar su corazón apesadumbrado como solo podría hacerlo su querida energía femenina.

¿Qué pasa con la persona femenina de la pareja (la mujer, por ejemplo) cuando el hombre pierde su presencia masculina y su amor se vuelve débil y ambiguo? Ella se siente vacía y anhela ser llenada. Donde antes sintió la presencia masculina del amor ahora siente un vacío.

«¡Quiero sentir amor!».

La forma esencial del estado de ánimo negativo para lo femenino es el dolor de no ser querida, así como la ira derivada de sentirse rechazada o abandonada.

Cuando un hombre (o cualquiera que esté en un momento masculino) está de mal humor, quiere entender por qué. Él trata de entenderlo todo. De modo que cuando su mujer está de mal humor, él trata de hacer por ella lo que le gusta hacer para sí mismo: analizar la situación. Él trata de usar su cabeza para resolver sus problemas emocionales.

Sin embargo, el análisis mental del hombre es inútil y frustrante para una mujer (o cualquiera que esté en un momento femenino) que esté de mal humor. El mal humor femenino solo es el deseo de un amor perfecto: ¿por qué lo masculino no le da su amor más directamente? Lo femenino recibe el amor de manera más directa en su propio lenguaje, que no es el lenguaje del análisis, sino el lenguaje del cuerpo y de la emoción. Es un lenguaje de toques, de presencia, de sentimiento. Un estado de ánimo femenino en una mujer no descansa en análisis mentales, sino que ella se abre al momento presente por el abrazo abarcante del hombre, su humor cariñoso y su fuerte y amorosa presencia masculina.

En la práctica de la íntima comunión aprendemos a transmitir amor a través de la polaridad sexual. Y para disfrutar de la polaridad sexual tenemos que tener claro qué queremos de nuestra pareja y dónde nos encontramos en el espectro de lo masculino y lo femenino. ¿Somos más como Nueva York o como Hawái? ¿Estamos equilibrados, o nos sentimos confusos y divididos por dentro?

Unificar las divisiones internas

Si te sientes cómodo con tu energía sexual natural —masculina, femenina o neutra—, el flujo de polaridad sexual resulta vivificador. Cuando te sientes en casa en tu cuerpo y en tu mente, seas hombre o mujer, te sientes cómodo con el deseo sexual. Además, tu cuerpo y tu mente están unificados en un solo don —con el corazón como centro— y sabes amar espontáneamente, sin dudar. No te sientes confundido o dividido internamente.

Sin embargo, si *estás* dividido internamente, tu cuerpo y tu mente no están unificados con tu corazón: quieres tener pareja, pero te resulta difícil bajar la guardia. Quieres relajarte durante el encuentro sexual, pero te sientes inhibido. Tu marido te dice que te quiere, pero no lo sientes. Es evidente que la novia de tu mejor amigo está comprometida, pero parece tan disponible... Tu corazón siempre es ambiguo y está dividido.

Como preliminar necesario para cultivar la polaridad sexual en la íntima comunión, hemos de aprender a sentirnos totales y no divididos. Abrazamos con amor nuestros pensamientos más claros y también los más oscuros. Abrazamos con amor tanto nuestros deseos más salvajes como los más sagrados.

Curando nuestras divisiones internas y aceptándonos plenamente tal como somos, aprendemos a aceptar y fortalecer nuestra sexualidad nuclear, a honrar nuestra manera única de expresar nuestros dones masculinos y femeninos. Nos encarnamos plenamente en nuestros cuerpos y nos sentimos en casa en un cuerpo masculino o femenino. Aprendemos a amar con completo abandono, como hombres y mujeres libres, sin reglas ni roles, sin resguardar nuestro corazón.

Nos encantamos libremente uno al otro y nos amamos sin inhibiciones. A veces nuestros dedos recorren delicadamente la parte interna de la muñeca de nuestra pareja. En otros momentos aullamos de pasión y clavamos las uñas como un tigre salvaje. Pasamos largas horas juntos en silencio, simplemente tocándonos, amándonos, respirando. Hay brotes repentinos de deseo inspirados en la cocina, en el coche, en la ducha: nuestros jugos corporales fluyen, nuestros corazones laten y anhelamos el placer. Puede haber días, meses o años de celibato feliz, puesto que la sexualidad solo es una forma de amor humano.

Plenamente encarnados como las fuerzas masculina y femenina en la práctica de la íntima comunión, los miembros de la pareja son libres de desplegar todo el espectro del amor, desde comportarse como animales sudorosos hasta convertirse en arquetipos inmóviles, radiantes de amor divino.

La mayoría de la gente ha tenido vislumbres de una íntima comunión verdaderamente extática: momentos de un amor tan expansivo que pierdes conciencia de tu cuerpo, y tan profundo que tu corazón se abre más de lo que creías posible. Simples miradas, abrazos y uniones genitales pueden ser de tal magnitud que el universo se desmorone, aunque sea por unos momentos.

En la práctica de la íntima comunión podemos aprender a dominar la polaridad sexual para que el amor extático sea la regla y no la excepción. La íntima comunión es un arte sagrado que puedes practicar en el encuentro sexual y en la vida cotidiana.

4

Comprender tu esencia sexual

¿QUÉ ES LA ESENCIA SEXUAL?

Supón que llevas puesta ropa sensual que te sienta estupendamente. Si un compañero de trabajo te mira de arriba abajo y te toca el culo, probablemente será un caso de acoso sexual. Sin embargo, si tu novio hiciera eso mismo, probablemente sería bien acogido. En cuanto a tus expectativas sexuales y emocionales, tu compañero de trabajo y tu amante probablemente no son iguales ante tus ojos.

¿Qué deseas realmente de tu pareja? ¿Tienes claras tus expectativas emocionales y sexuales? A menudo esperamos que nuestra pareja desempeñe muchos papeles distintos: que sea nuestro socio comercial, nuestro amante, el padre de nuestros hijos e incluso un terapeuta amistoso. Esto no funciona. La chispa desaparece. La pasión se agota. Empieza a haber pequeñas cosas del otro que nos molestan intensamente.

En nuestra esperanza de conseguir una relación al 50-50, un encuentro a medio camino en el que compartir las responsabilidades a partes iguales, generalmente nos olvidamos de lo que nos atrajo originalmente: nuestros dones únicos y especiales como encarnaciones masculina y femenina. No solo el don de un compañero de trabajo con el que podemos compartir nuestra estrategia financiera. No solo el don de un terapeuta, a quien visitamos cuando queremos hablar de nuestros problemas, no solo el don de una canguro profesional, a quien podemos contratar por días o por meses, sino el don único que solo compartimos con nuestra pareja: el don de nuestra esencia sexual desinhibida. Cuando olvidamos este regalo tan exclusivo, nuestra relación íntima se aplana.

¿Qué es exactamente tu esencia sexual?

Imagina que vives en el futuro, en un tiempo en el que las parejas se buscan por catálogo; imagínate buscando y eligiendo lo que quieres exactamente en una pareja. En primer lugar vas a la sección de «anatomía». Una página del catálogo exhibe imágenes de los brazos que puedes seleccionar. ¿Quieres una pareja con brazos peludos o lisos? ¿Quieres una pareja con los brazos más fuertes que tú, o más débiles? Haces la selección y sigues hojeando el catálogo, buscando imágenes de ojos, piernas, bocas, genitales y torsos. Incluso hay páginas que puedes oler. Escoges y vas conformando al compañero de tu elección.

Después pasas a la sección del catálogo que define el «carácter emocional». En cada página hay todo un espectro de cualidades emocionales, que van desde alegre hasta enfadado, desde simple hasta serio, desde expresivo hasta reservado.

Por ejemplo, una página está dedicada al «espectro de cesión del control». ¿Prefieres una pareja que disfrute teniendo el control de la situación, o que le guste seguir tu guía? ¿Quieres una pareja a la que le guste tomar las decisiones la mitad de las veces y que te deje a ti la otra mitad? Tal vez quieras una pareja que sea muy dominante en la cama, pero menos dominante en las decisiones cotidianas. Pudiendo crear la pareja exacta que deseas, ¿por qué no ser específico?

Finalmente llegas a la sección del catálogo que dice «espectro de la esencia sexual». Cada página ofrece un rango completo de esencias sexuales, que se describen como forma de expresar «el corazón»: el modo en que tu pareja expresará su amor, afecto y deseo de unión. Tal como los brazos de tu amante ocupaban un espectro que iba de peludo a liso, o de fuerte a débil, las esencias sexuales también están dispuestas siguiendo un espectro. El rango de las esencias sexuales abarca desde lo muy masculino en un extremo, hasta los tipos más equilibrados o neutrales en el medio, y lo muy femenino en el otro extremo.

Al elegir una esencia sexual, estás eligiendo la textura del amor de tu amante. Por ejemplo, ¿qué quieres sentir cuando tu pareja te abrace? Puedes elegir variedades como «héroe visionario», «príncipe galante» o «grande y peligroso», que son posibilidades situadas en el extremo más masculino del espectro. O podrías elegir «inocente abandonada», «diosa salvaje» o «danzarina radiante» de entre los tipos situados en el extremo femenino.

También podrías elegir la esencia sexual de tu pareja en la parte «buen amigo» del espectro, hacia el centro del mismo. Este tipo de pareja tiene una esencia sexual más equilibrada o neutral que le permite escucharte y comprender perfectamente tus pensamientos y sentimientos. Una pareja extremadamente masculina o femenina, por otra parte, podría dirigir todas las discusiones hacia un debate extremadamente serio, fluidos encuentros emocionales o deliciosos abrazos sexuales. Como el extremo masculino y el extremo femenino hablan lenguajes tan diferentes, a veces se comunican mejor abrazándose apasionadamente o alejándose en silencio, en lugar de intentar hablar racionalmente, lo que a veces parece impedir la comunicación. A las personas con esencias sexuales más neutrales les resulta fácil y satisfactorio dialogar clara y honestamente, sin pelearse ni entrar en silencios tensos.

En un momento de nuestra vida, cada cual muestra una preferencia: o bien queremos una pareja que nos ame de manera más femenina, de manera más masculina o de manera más neutra. Y tu propia esencia sexual es, en sí misma, más femenina, masculina o neutra, independientemente de que seas hombre o mujer.

¿Cómo puedes averiguar cuál es tu esencia sexual ahora mismo?

Ejercicio para evaluar tu esencia sexual

Este sencillo ejercicio te ayudará a evaluar tu esencia sexual. Procura responder a cada pregunta tan honestamente como puedas. Para responder, imagínate en la cama con una pareja íntima sensible y *sexy* en la que confías completamente. Las respuestas elegidas te ayudarán a determinar cuál es tu esencia sexual.

1. *Preferiría que mi pareja sexual fuera:*
   a) Físicamente más fuerte que yo.
   b) Físicamente menos fuerte que yo.
   c) Exactamente tan fuerte como yo.

2. *Preferiría que mi pareja sexual fuera:*
   a) Físicamente más grande que yo.
   b) Físicamente más pequeña que yo.
   c) Exactamente del mismo tamaño que yo.

3. *Aunque puede gustarme la variedad en el dormitorio, preferiría que lo que se diera más frecuentemente fuera:*
   a) Rendirme a mi pareja, que me arrebata sexualmente con su amor.
   b) Arrebatar sexualmente a mi amante, que se rinde a mí.
   c) Nadie se rinde y nadie arrebata.

4. *Lo que me haría más daño es que mi pareja me dijera:*
   a) «Últimamente pareces muy mayor y tienes muchas arrugas».
   b) «Verdaderamente has perdido tu centro, pareces perdido».
   c) «Realmente tratas de forma diferente a los hombres y a las mujeres».

5. *Me siento más excitado sexualmente cuando:*
   a) Renuncio al control y dejo que mi pareja se encargue.
   b) Mi pareja renuncia al control y yo me encargo.
   c) Nadie renuncia al control y nadie se encarga.

6. *Si tuviera que elegir una alternativa, preferiría:*
   a) Tener una serie de vocaciones no realizadas pero una relación íntima perfectamente satisfactoria.
   b) Tener una relación íntima insatisfactoria pero una vocación perfectamente satisfactoria.
   c) Tener una secuencia de encuentros íntimos y de vocaciones parcialmente satisfactorios.

7. *Cuando mi pareja hace algo que me duele, generalmente:*
   a) Me cierro emocionalmente.
   b) Tengo el impulso de abandonar la relación, por esa tarde o durante mucho tiempo.
   c) Discuto las cosas racionalmente con mi pareja sin cerrarme ni querer abandonarla.

8. *¿Qué frase describe con más precisión la mayoría de las parejas íntimas que has tenido en tu vida?*
   a) Mis parejas tendían a sentirse molestas cuando yo les decía por dónde ir cuando ellas estaban conduciendo.
   b) Mis parejas cambiaban de opinión respecto a nuestros planes dependiendo de la emoción del momento.
   c) Mis parejas tendían a ser como buenos amigos, eran muy comunicativas y había muy pocos malentendidos entre nosotros.

9. *¿Qué afirmación es más cierta?*
   a) Mis parejas suelen asumir que tienen razón en todo.
   b) Mis parejas me dicen que me gusta tener razón en todo y que soy inflexible.
   c) Mis parejas y yo apenas discutimos sobre quién tiene razón, porque raras veces surge un problema.

10. *He descubierto que mis parejas son el tipo de personas que:*
   a) Se concentran tanto cuando trabajan o ven la televisión que apenas perciben mi presencia.
   b) Fluyen de una tarea a otra con mucha facilidad, incluso conversando, aunque muchas veces no completan una tarea antes de pasar a la otra.
   c) Pueden hablarme fácilmente mientras vemos la televisión y terminar casi todas las tareas que empiezan.

Clave para puntuar

Si has elegido más veces la alternativa *a)*, tu esencial sexual es más femenina. Si has elegido más veces la alternativa *b)*, tu esencia sexual es más masculina. Si has elegido más veces la alternativa *c)*, tu esencia sexual es más neutra. No te sientas confuso si tus respuestas no son muy definidas. Como veremos más adelante, la mayoría de nosotros tenemos capas de falsa energía masculina y femenina rodeando nuestra verdadera esencia sexual.

VERDADERAMENTE, ¿QUÉ QUIEREN LOS HOMBRES Y LAS MUJERES? UNA ENCUESTA

Independientemente de que seas hombre o mujer, tu esencia sexual puede ser más masculina, más femenina o más neutra; y es posible que no seas plenamente consciente de su naturaleza. Podría estar recubierta por capas de desconfianza, miedo o negación. Es posible que hayas desarrollado una energía «opuesta» a tu energía esencial por razones muy válidas: por ejemplo, puedes haber desarrollado tu energía masculina para tener éxito en tu profesión, aunque en lo profundo de ti tengas una esencia sexual más femenina. O puedes haber desarrollado tu energía femenina para incrementar tu intuición o un don curativo, aunque en el fondo tengas una esencia sexual masculina.

Puedes sentir que estás en alguna parte hacia el centro del espectro, que eres una persona más equilibrada o neutral. Si es así, preferirás una pareja más neutral, ya que siempre nos sentimos atraídos por nuestro opuesto. No obstante, la gran mayoría de la gente no es neutral, y tienen una fuerte preferencia por una pareja con una energía marcadamente masculina o femenina. De hecho, en las encuestas que he realizado a lo largo y ancho de los Estados Unidos, las cualidades que la mayoría de los hombres destacan en sus mujeres son muy diferentes de las cualidades que las mujeres buscan en los hombres. A la vista de los resultados, se entiende muy bien que los intentos de hombres y mujeres de encontrarse en algún punto intermedio produzcan resultados tan tibios. La mayoría de los hombres y de las mujeres no quieren una pareja sexual que esté «a medio camino». Quieren un pareja polarizada que los vivifique.

En los talleres que imparto a lo largo y ancho de los Estados Unidos, desde Hawái a Nueva York, separo a los participantes y pongo a todos los hombres en una sala y a todas las mujeres en otra. Seguidamente le pido a cada grupo: «Haced una lista de las seis cualidades más importantes que deseáis en vuestra pareja ideal». Se trata de una lista de las cualidades deseadas específicamente en sus parejas o amantes, no de las cualidades que aprecian en sus amigos, padres o compañeros de trabajo. Por ejemplo, una mujer puede querer que su compañero íntimo sea amoroso, pero también querrá que sus amigos, sus hijos y su gato sean amorosos, de modo que «amoroso» no se incluye en esta lista.

Recordemos que, aunque la pareja ideal tendrá muchas más cualidades, ellos o ellas insistirían en estas seis para dar con la pareja ideal. Finalmente, y este es un punto crítico, todo el grupo tiene que llegar a un acuerdo respecto a las cualidades. Las cualidades que solo unos pocos desean no se incluyen. Las mujeres deben llegar a una lista unánime en una sala, y los hombres deben hacer lo mismo en la otra sala.

Después de pedir a cientos de hombres y mujeres educados y exitosos que hicieran estas listas, he descubierto que los resultados son sorprendentemente consistentes. Surgen listas de cualidades que describen al hombre o la mujer ideal, la pareja íntima de nuestras fantasías.

Estas listas tienen pocos puntos en común. Las mujeres y los hombres quieren cualidades muy diferentes en sus parejas. Esto es previsible. Después de todo, la mayoría (aunque no todos) de nosotros tenemos una preferencia: queremos mantener intimidad sexual con una persona que sea más masculina o más femenina.

¿Cuáles son las cualidades más deseadas en las parejas?

Prácticamente todas las mujeres coincidieron en que las principales cualidades que desean en los hombres son:

1. Presencia.
2. Inteligencia.
3. Fuerza.
4. Pasión.
5. Liderazgo.
6. Humor.

¿Quisieron los hombres las mismas cualidades en las mujeres?

No. De hecho, en dos ciudades diferentes, los hombres hicieron listas que empezaban así:

1. Genial en la cama.
2. Genial en la cama.
3. Genial en la cama.

Cuando les recordé que tenían que elegir seis cualidades *diferentes*, se rieron y reescribieron la lista.

Las cualidades más deseadas por los hombres de todo el país fueron:

1. Belleza.
2. Apertura sexual.
3. Confianza en su dirección (del hombre).
4. Apoyo a su visión (del hombre).

5. Inteligencia.
6. Irradiación saludable.

Nótese que, aparte de la «inteligencia», las cualidades deseadas para hombres y mujeres son complemente diferentes. (El mutuo deseo de «inteligencia» puede ser producto de la procedencia de los participantes en estos talleres; la mayoría tenían un alto nivel cultural). Por ejemplo, estas mujeres querían que su «hombre ideal» tuviera claro sentido de dirección. Es posible que los hombres también deseen esta cualidad en sus mujeres, pero no apareció en ninguna lista de las seis cualidades de la pareja ideal. Lo recíproco también es cierto; los hombres querían que la «mujer ideal» confiara en su dirección, pero para las mujeres no parecía ser tan importante que su pareja confiara en la dirección que ellas propusieran. Para ellas era más importante que su hombre estuviera lleno de presencia, fuerza, pasión y humor. Sin embargo, estas cualidades nunca aparecieron en las listas de los hombres. En su lista ideal, los hombres quieren belleza, apertura sexual, irradiación y apoyo a su visión. Las cualidades ideales de hombres y mujeres no son las mismas.

Como muestran estas listas, muchos de nosotros deseamos algunas cualidades extremadamente masculinas o femeninas en nuestras parejas. Muchos tenemos claro que deseamos polaridad sexual, o una atracción intensa, en nuestras relaciones íntimas. Podemos desear que un hombre lleno de presencia nos desee y avance hacia nosotras con un amor confiado. O podemos querer que una mujer radiante nos desee y responda confiando en nosotros, abriéndose e invitándonos a entrar más dentro.

Algunos podemos desear cualidades masculinas un día y femeninas al siguiente. Pero lo cierto es que si tenemos un deseo sexual claro, este es el deseo de polaridad. Podemos acudir a nuestros amigos y familiares para sentir un amor no sexual. Pero este tipo de amor no es suficiente para la mayoría de nosotros.

La mayoría queremos polaridad sexual. Queremos que se nos transmita amor de manera masculina o femenina.

Si tuviéramos ese catálogo del futuro, algunos podríamos elegir una pareja con anatomía sexual intercambiable, pero muy pocos nos sentiríamos excitados por un bulto neutral de carne rosa de origen sexual indeterminado. Algunos podríamos desear una pareja íntima de anatomía permanente, masculina o femenina, pero con esencias sexuales intercambiables: a veces queremos un vigoroso tigre que nos clave sus garras y otras, una gatita que nos chupe los dedos.

La cuestión es que, cualquiera que sea nuestra preferencia sexual (heterosexual, homosexual o bisexual), muy pocos elegirían una anatomía y una esencia sexual neutral en su pareja. Es la singularidad, la no-equivalencia, de la forma y de las esencias masculina y femenina, la que genera y sustenta la atracción y la polaridad sexual en las relaciones íntimas. Cuando negamos las diferencias entre las esencias masculina y femenina, negamos lo que la mayoría de los hombres y mujeres desean en sus parejas. Acabamos sintiéndonos insatisfechos con la manera de amarnos que tiene nuestra pareja y neutralizando la pasión que nos unió originalmente.

Basándome en las encuestas realizadas en mis talleres, he llegado a la conclusión de que aproximadamente el 80 por ciento de las mujeres tienen una esencia femenina y aproximadamente el 80 por ciento de los hombres tienen una esencia masculina. En torno al 10 por ciento de los hombres y de las mujeres tienen una esencia sexual neutra. Y en torno al 10 por ciento de los hombres tienen una esencia sexual femenina, y el mismo porcentaje de mujeres tienen una esencia sexual masculina.

Por tanto, mis ejemplos de personas con esencia sexual masculina frecuentemente serán hombres, y mis ejemplos de esencia sexual femenina serán mujeres. Esto es aplicable al 80 por ciento de los que leéis este libro. Si sientes que eres un hombre con esencia sexual femenina o una mujer con esencia sexual masculina, simplemente invierte el género en los ejemplos. Recuerda que la forma más fácil de descubrir tu esencia sexual es considerar las características que más deseas en una pareja íntima. Por ejemplo, podrías ser una mujer de negocios con mucho éxito, una verdadera guerrera corporativa, y sin embargo desear estar con un hombre masculino. Es decir, puedes haber desarrollado tu energía masculina para tener éxito en el mundo competitivo de los negocios masculinos, y sin embargo sentirte como una diosa en el fondo de tu corazón y desear ser querida y honrada como mujer femenina.

Igualdad social y pasión sexual

Actualmente, uno de los problemas que afrontan nuestras relaciones íntimas es que muchos de nosotros confundimos la igualdad de géneros desde el punto de vista social con la neutralización de nuestra esencia sexual innata, sea masculina o femenina. Debemos diferenciar lo que queremos en la cama de lo que deseamos en el puesto de trabajo. Queremos pasión en nuestra relación íntima pero neutralidad en la oficina. Queremos que nuestra pareja aprecie y valore nuestra esencia y nuestra anatomía sexual, y sin embargo queremos que se ignoren cuando nos reunimos en la sala de juntas. Si confundimos los roles funcionales en el puesto de trabajo con los deseos sexuales naturales de la mayoría de los hombres y mujeres, todo el mundo acaba sufriendo.

La esencia sexual femenina debe honrarse por sí misma para que florezca la relación, lo mismo que la esencia sexual masculina. Sin embargo, en el puesto de trabajo, a menudo se le da más importancia a la manera masculina de funcionar, y se exige que tanto hombres como mujeres actúen «profesionalmente». Esto hace que muchas veces las mujeres oculten su irradiación y asuman una actitud competitiva para que se les tome en serio. Los hombres a menudo reprimen su lenguaje, su conducta e incluso sus impulsos sexuales para trabajar al lado de las mujeres. El hecho de que tanto los hombres como las mujeres puedan llevar trajes grises no impide que cada uno de nosotros seamos un ser sexual único.

En el mundo político y económico, como hombres y mujeres individuales, todos deberíamos tener las mismas oportunidades y ser tratados con el mismo respeto. En el esfuerzo por conseguirlo, hombres y mujeres están aprendiendo a tratarse igualitariamente y, en cierta medida, incluso como seres asexuados. Por desgracia hemos confundido la igualdad en el puesto de trabajo con la neutralización sexual en nuestras relaciones íntimas.

Tenemos que distinguir entre lo que queremos en el puesto de trabajo y en nuestra vida íntima compartida.

La satisfacción sexual íntima no se basa en la neutralidad, sino en las diferencias atractivas, en la oposición juguetona y en la placentera no-equivalencia de los rasgos masculinos y femeninos, sean anatómicos, emocionales o espirituales. Esta es una clave de por qué el ideal moderno de relación íntima puede ser tan insatisfactorio. En una relación moderna, en la que se suele destacar la equivalencia entre hombre y mujer, es posible que nunca recibamos plenamente el don del amor masculino y femenino que realmente deseamos.

Para dar libremente nuestro amor en la íntima comunión debemos sentirnos libres de expresar nuestra esencia sexual innata, sea masculina o femenina o neutra.

Esencias sexuales bloqueadas y encubiertas

Supongamos que eres una mujer cuya esencia sexual es, de manera natural, más femenina. Perderás confianza en tu pareja si descubres que siempre es ambivalente e indirecto, y espera que lleves la iniciativa la mayoría de las veces. En este caso, tu pareja está esperando que le indiques una dirección a seguir, confiado en que tu sentido masculino saque a relucir una «misión».

—¿Qué quieres hacer esta noche? —preguntas.

—Me da igual. ¿Qué quieres hacer tú? —responde él.

Si tu esencia sexual es más femenina, te descubrirás deseando que tu pareja te tenga en cuenta y tome una decisión. Tu esencia femenina quiere sentir su energía, dirección, presencia y pasión masculinas. Quieres sentir que él asume la dirección vigorosamente en vuestra convivencia, en lugar de ser ambiguo y falto de claridad.

—¿Qué quieres hacer esta noche?

—¿Qué te parece si salimos a cenar y luego damos un paseo por el parque?

Sin embargo, si tu esencia sexual femenina está encubierta por tu propia energía masculina, atraerás una pareja que se sienta polarizada por tu energía masculina. Las energías masculina y femenina siempre atraen las polaridades opuestas. Si estás expresando energía masculina, atraerás a un hombre que exprese energía femenina. Atraerás una pareja carente de direccionalidad clara, presencia y confianza. Es posible que sea radiante e intuitivo, pero su vida será ambigua y sin dirección, y por tanto se sentirá atraído por *tu* energía masculina.

Si te sientes decepcionada una y otra vez porque los hombres (o mujeres) que atraes son un tanto débiles, perdidos, incapaces de acabar lo que empiezan, dubitativos o se sienten amenazados por tu éxito, probablemente estás manifestando más energía masculina de la que corresponde a tu esencia sexual natural. Tu esencia sexual femenina puede estar buscando una buena fuente de amor masculino, pero la energía masculina que expresas atrae a hombres que necesitan más masculinidad en sus vidas, y por tanto se sienten atraídos por la tuya. Pero ellos no satisfacen el deseo profundo de tu esencia sexual femenina.

Supongamos que eres un hombre con una esencia sexual natural masculina. Tus parejas te decepcionan una y otra vez. Pareces atraer a mujeres que no confían en tu dirección, que tienen más sentido de dirección en sus vidas que tú, o que insisten en que tú sigas su pauta, aunque prefieres seguir la tuya.

Si este es el caso, has atraído parejas que están animando más energía masculina que femenina. Si tu esencia sexual es masculina, solo puedes atraer a este tipo de mujeres cuando tu energía masculina está bloqueada. Así, tus parejas potenciales sienten tu energía femenina y sienten que en la relación hay «espacio» que pueden llenar con su direccionalidad masculina, aunque, en el fondo, no te sientes excitado por una pareja que siempre quiere tomar la iniciativa.

Si has tenido una serie de relaciones íntimas que acabaron porque esa pareja no era «suficientemente hombre o mujer», es probable que tú mismo estés expresando un carácter sexual falso. Probablemente estás expresando menos energía masculina o femenina de lo que sería natural si te sintieras libre. Por tanto, atraes una pareja que se siente polarizada por tu esencia sexual reducida; es decir, una pareja que también expresa relativamente menos energía masculina o femenina de la que está contenida en su verdadera esencia. Si te sientes falsamente neutralizado, atraerás parejas que también estarán falsamente neutralizadas: hombres indecisos y mujeres dominantes.

Si tu esencia sexual es *verdaderamente* neutra, preferirás que tu pareja sea más neutra o equilibrada entre lo masculino y lo femenino. Por ejemplo, te gustará seguir la guía clara de tu pareja la mitad del tiempo, y también te gustará proponer direcciones claras para que tu pareja las siga la otra mitad del tiempo. Si tienes una esencia sexual neutral, este es el tipo de relación que hallarás más deseable, la que más te excitará sexualmente, la que te inspirará amor, pasión y gratitud en tu vida íntima.

Pero si tienes una esencia sexual más masculina o femenina, descubrirás que anhelas sentirte arrebatado o arrebatar a tu pareja. Las discusiones seguras y neutrales, por sí mismas, no serán suficiente.

Atraer la pareja apropiada

Independientemente de cuál sea tu esencia sexual, has dedicado tiempo a desarrollar tu energía masculina para conseguir tus objetivos o a desarrollar tu energía femenina para conectar con tus emociones escondidas. Este es un paso positivo: completarse desarrollando tanto las energías masculinas como las femeninas. Pero si quieres atraer una pareja que complemente tu esencia sexual innata, debes dejar aflorar tus rasgos masculinos o femeninos más superficiales y relajarte en tu núcleo profundo, el núcleo de tus verdaderos deseos íntimos. Si siempre expresas más energía masculina o femenina de lo que corresponde a tu verdadera esencia, atraerás parejas que necesitarán ser más masculinas o femeninas de lo que te corresponde. Puedes atraer el tipo de pareja que verdaderamente deseas si la energía que expresas en la intimidad se corresponde con tu esencia sexual innata.

Deberíamos conservar el éxito y la sensibilidad conseguidos en nuestro proceso de maduración en la vida, pero también debemos aprender a relajarnos en nuestra esencia sexual si deseamos atraer parejas que aprecien nuestros dones *innatos*, más que otros dones superficialmente adquiridos. Si no dejamos brillar nuestra verdadera esencia sexual, nuestras parejas se quejarán de que lo que les ofrecemos no es suficiente —de que no somos suficientemente masculinos o femeninos—, o seremos nosotros lo que sintamos esto respecto a nuestra pareja.

En la intimidad, siempre evocarás en tu pareja la energía recíproca de la tuya. Si empiezas a expresar más energía masculina —por ejemplo, concentrándote en tu carrera profesional—, tu pareja sentirá la necesidad de «expresar» más energía femenina en la relación. Si empiezas a expresar más energía femenina —por ejemplo, retirándote de tus cometidos mundanos para reconectar con la naturaleza, con tu cuerpo y con tus emociones—, tu pareja empezará a acarrear una parte mayor de la energía masculina de la relación.

Es decir, si eres una mujer con una esencia sexual femenina y con el tiempo estableces más claramente la dirección de tu vida, puedes esperar que tu hombre sea cada vez menos masculino —más débil, menos seguro y menos dispuesto a tomar las riendas— en su forma de amarte. O es posible que trate de enfrentarse contigo, puesto que la competición y el desafío son formas de relación naturales entre lo masculino. Si tú expresas más energía masculina, también puedes esperar que tu hombre empiece a buscar su fuente de energía femenina en otra parte: tal vez en una amante femenina más radiante, en masajes frecuentes o en viajes a la energía femenina de la naturaleza en los que puede practicar el surf, el esquí, el golf o la pesca.

Si eres un hombre con una esencia sexual masculina y con el tiempo te sientes ambiguo en tu vida externa, de tal modo que tu «misión» queda debilitada o falta de claridad, puedes esperar que tu pareja se muestre cada vez menos femenina —menos radiante, menos vibrante y que insista más en tomar las riendas— en su manera de amarte. Es posible que sienta la necesidad de encargarse de la relación al sentir que tu energía masculina ha disminuido.

Tú también puedes esperar que tu mujer empiece a buscar su fuente de energía masculina en otra parte: tal vez en otro amante, en un «amigo» masculino o quizá en la energía masculina de una carrera profesional exitosa o de una «causa» mundana.

Como cultura, hemos dejado atrás los «viejos tiempos». Los hombres y mujeres ya no están tan atascados en sus papeles y estereotipos sexuales como antes. Hombres y mujeres son más libres de actuar como quieran. Naturalmente, lo primero que hicieron los hombres fue equilibrar su trasnochada energía de «macho» con energía más emocional y relacional extraída de su feminidad interna.

Asimismo, lo primero que hicieron las mujeres fue equilibrar su trasnochada energía de «ama de casa sumisa» con energía más competitiva y asertiva extraída de su masculinidad interna.

Hombres y mujeres ya no dependen unos de otros para sentirse completos como en los viejos tiempos. Los hombres han desarrollado su energía femenina y las mujeres han desarrollado su energía masculina. Este es un paso en la buena dirección. Pero tenemos que dar otro paso si queremos acabar con la epidemia de hombres ambiguos, mujeres agresivas y relaciones tibias.

El 50-50 oprime nuestra esencia sexual

Lo que vengo a sugerir es que, al crecer en plenitud, muchos hemos perdido contacto con nuestra verdadera esencia sexual y con la de nuestra pareja, de modo que no estamos consiguiendo lo que verdaderamente buscamos en una relación. En lugar de disfrutar la singularidad de la esencia sexual de cada persona, a menudo nos conformamos con una sensación de igualdad que es sana y equitativa, pero mediocre.

Por ejemplo, podemos pensar que queremos compartir igualitariamente las responsabilidades masculinas y femeninas. De modo que decidimos compartirlo todo al 50-50, pero en realidad no nos gusta cocinar la mitad de las veces ni tener que cambiar el aceite del coche la mitad de las veces. Simplemente no nos parece algo acorde con nuestro núcleo, no sentimos que estemos expresando nuestros verdaderos talentos. Nuestra esencia sexual acaba sintiéndose oprimida. Este reparto no es completamente satisfactorio, pero al menos es justo.

También acabamos sintiéndonos insatisfechos cuando no prestamos atención a la esencia sexual de nuestra pareja. Por ejemplo, queremos que nos escuche y esté tan receptiva como si fuera nuestro terapeuta, pero también queremos que nos arrebate como si fuera el dios o la diosa del amor. Nuestra pareja puede estar tan acostumbrada a «darnos espacio» y a escuchar nuestros problemas que ya no se sienta libre de expresar la fuerza salvaje de su amor.

Cuando perdemos contacto con las expresiones únicas de nuestra esencia sexual, nos sentimos confusos, nuestra pareja se confunde y los verdaderos deseos de ambos quedan insatisfechos. Nuestra obligación en la relación íntima es dar y recibir los mayores regalos de amor, regalos que son únicos de cada persona y no pueden ser predeterminados por ideas culturales trasnochadas respecto a los papeles masculino y femenino, o por la moderna idea cultural de que hombres y mujeres deben ser más parecidos e interesarse por las mismas profesiones, emociones y objetivos existenciales. La pasión y el crecimiento continuado de la relación exigen que nos olvidemos de lo que «deberíamos» hacer y confiemos en la sabiduría intrínseca de nuestro corazón abierto y nuestro cuerpo desinhibido.

Haciéndonos conscientes de nuestra esencia sexual innata dejamos atrás la confusión respecto a qué queremos recibir en la relación íntima y de quién lo queremos. Nos sentimos capaces de dar nuestras cualidades únicas y de atraer una pareja que nos dé sus dones especiales; dones que no queremos recibir de nuestros amigos, socios comerciales o terapeutas, sino de nuestro amante, de nuestro consorte, de nuestra esposa. Cuando estamos dispuestos a crecer más allá de los límites equitativos pero aplanados de la relación al 50-50, aprendemos a reconectar con los grandes regalos de nuestra esencia sexual. Aprendemos a confiar en ella, a darla y a recibirla de nuestra pareja. Podemos dejar de tratarnos mutuamente como personas genéricas y empezar a saborear la refrescante delicadeza de la esencia sexual desinhibida.

5

Las tres etapas de la relación íntima

¿PARA QUÉ ETAPA ESTÁS PREPARADO?

¿Cómo respondes a las expresiones extremas de la energía masculina y femenina? Tu respuesta al intenso juego de la polaridad sexual puede darte una pista de la etapa relacional para la que estás más preparado.

Imagina que, mientras paseas por el bosque, descubres una cinta de vídeo debajo de un árbol. Movido por la curiosidad, la llevas a casa y la introduces en el aparato reproductor. En la pantalla aparecen un hombre y una mujer desnudos, haciendo el amor bajo el mismo árbol donde encontraste la cinta. Te sientes extraño. La mujer emite un chillido agudo. El hombre tira del pelo de la mujer echando su cabeza hacia atrás y exponiendo su cuello, que besa y lame. La mujer parece estar luchando... ¿O se retuerce en éxtasis? En ese momento, tu hijo entra en la habitación, de modo que apagas el televisor y retiras la cinta del aparato reproductor.

Durante el resto del día piensas en lo que has visto. ¿Estabas viendo una violación filmada, o era una pareja apasionada en un momento álgido del éxtasis sexual? Esa noche, mientras estás tumbado en la cama tratando de dormir, las imágenes del vídeo danzan en tu cabeza.

Una parte de ti quiere hacer el amor de esa manera tan libre y apasionada. Otra parte de ti puede ser más remilgada y preguntarse si se trataba de una pasión forzada en contra de la voluntad de la mujer. Decides ver el resto de la cinta por la mañana y, después, o bien enseñársela a tu pareja con la esperanza de que evoque el estado de ánimo adecuado para hacer el amor apasionadamente, o bien llevársela a la policía para que puedan abrir el caso.

Despiertas por la mañana y, en cuanto te quedas solo en casa, metes la cinta en el reproductor y enciendes el televisor. La mujer parece estar resistiéndose, pero es difícil de decir. De repente, arquea la espalda y suelta un largo gemido. Empieza a clavar las uñas en la espalda del hombre, sus dedos escarban en su piel y músculos, al tiempo que se arrastran arañando su camino hacia sus glúteos. Él besa su cuello, sus pechos y sus pezones, al principio mordisqueándolos suavemente y después mordiéndolos. La cinta se acaba.

Tu respuesta a esta cinta de vídeo dependerá del grado de relación íntima para el que estés preparado.

Tres estilos de relación íntima

Si comprendes tu actual estilo de relación íntima puedes entender el paso que debes dar a continuación. ¿Cuál de los tres estilos se parece más a tu relación actual o reciente: dependencia, 50-50 o íntima comunión? Cada uno de estos estilos es una etapa por la que puedes pasar si estás dispuesto a tomarte con humor tus propios hábitos íntimos.

1. Relación de dependencia

«Los hombres son hombres y las mujeres son mujeres»

En el hipotético vídeo, ¿estabas viendo a un hombre y a una mujer abandonarse en brazos del éxtasis, o estaba el hombre subyugando, mordiendo y penetrando a la mujer contra su voluntad? En una relación de dependencia, el sexo y el poder suelen estar dolorosamente mezclados; los miembros de la pareja confunden frecuentemente alguna versión de la relación esclavo/dueño con el amor real. Participan en un juego de poder de algún tipo. En una relación de dependencia, un miembro de la pareja siente la necesidad de tener el control, mientras que el otro renuncia a su verdadero poder para sentirse amado y aceptado.

En este tipo de relación, los componentes de la pareja dependen uno del otro para conseguir dinero, apoyo emocional o sexo. Aunque a veces el sexo es bueno (especialmente durante el periodo de reconciliación después de una pelea), los participantes suelen acabar sintiéndose limitados por los roles de género «al viejo estilo» o por el desequilibrio en el poder físico o económico. Por tanto, tratan de hacer la transición hacia el siguiente tipo de relación. Y para ello aprenden a establecer fronteras personales y a cuidar de sí mismos, en lugar de estar siempre pendientes de las necesidades de su pareja.

2. Relación al 50-50

«Fronteras seguras y expectativas idénticas para hombres y mujeres»

Los miembros de la pareja en una relación al 50-50 quieren sentirse seguros, de modo que la cinta de vídeo podría parecerles brusca y violenta. Superficialmente podrían mostrarse impasibles y reaccionar como si cualquier encuentro sexual apasionado y vigoroso fuera un acto de violación. Sin embargo, en el fondo, podrían sentirse muy excitados, puesto que las imágenes les recuerdan el profundo amor sexual que podrían echar de menos en su vida amorosa, segura pero tibia.

La del 50-50 es el tipo de relación «moderna» en la que dos personas independientes se unen para crear una relación igualitaria. Se espera que cada participante asuma, más o menos, la mitad de las responsabilidades. Cada uno de ellos acostumbra a tener su propia fuente de ingresos, y juntos negocian un plan al 50-50 para repartirse las tareas domésticas y las cargas familiares. Para conseguirlo, tratan de alcanzar un equilibrio interno entre sus cualidades masculinas y femeninas, tanto en el hogar como en el trabajo.

Sin embargo, como muchos hemos descubierto, esta relación ideal al 50 por ciento presenta problemas potenciales. Empezamos a perder nuestra vitalidad. La sexualidad pierde pasión. Nuestro fuego interno empieza a apagarse y sentimos que nuestro centro está incompleto. ¿Por qué? Porque muchos tenemos una esencia sexual que es, de manera natural, más masculina o femenina que neutral. Así, *un efecto colateral de este esfuerzo hacia el 50-50 es la represión de nuestra esencia sexual más masculina o femenina.*

Para algunos, la asociación cooperativa que pone el énfasis en la comunicación y en las responsabilidades compartidas es suficiente. En esta situación, otros tienen una sensación de incompletitud, y sienten el anhelo de tocar y ser tocados mucho más profunda y apasionadamente —tanto sexual como espiritualmente— de lo que permite una relación al 50-50.

3. Íntima comunión

«Me relajo en la unidad y doy espontáneamente mi don más profundo»

Si hemos ido más allá de la relación al 50-50, ya no somos cautelosos a la hora de dar amor a nuestra pareja. En ciertos momentos podríamos implorar y lloriquear; en otros momentos nuestro amor podría ser arrebatador y agresivo hacia nuestra pareja. Y también habrá momentos para amar dulce y serenamente. Pero cuando gritemos, imploremos, empujemos, tiremos, mordamos o abracemos, estaremos dando a la pareja nuestro amor libre y desinhibidamente, fluyendo directamente desde nuestra esencia sexual sin miedos ni dudas.

Si hemos practicado la íntima comunión, la cinta imaginaria no nos plantea un dilema, puesto que entendemos que la diferencia fundamental entre el arrebato y la violación es muy simple: el amor. ¿Es el amor el motivo de cada apretón, de cada grito y de cada mordisco, independientemente de lo vigoroso, agresivo o apasionado que pueda ser? ¿O está motivado por la necesidad: la necesidad sexual, la necesidad de poder, la necesidad de control?

Y lo que es más importante, en la práctica de la íntima comunión aprendemos que el amor es algo que *haces*, no algo que te «ocurre». El amor es algo que practicas, como jugar a tenis o tocar el violín, no algo que sientes o dejas de sentir. Si estás esperando a sentir amor, en el sexo apasionado o en la conversación segura, estás cometiendo un error. El amor es una acción que realizas y cuando lo haces, lo sientes. Cuando eres amoroso, otros te encuentran digno de amor. El amor es una acción que puedes practicar.

Por tanto, en la íntima comunión aprendemos a amar, a practicar el amor, aunque nos sintamos heridos, rechazados o renuentes. Primero practicamos el amor y después nuestra esencia sexual innata florece, natural e inevitablemente, porque estamos aprendiendo a dar desde nuestra esencia, que contiene la raíz de nuestra sexualidad.

La historia de Paul y Leah

Paul y Leah representan a los miles de parejas con las que he trabajado y que, cada una a su manera, han ido creciendo y pasando por las tres etapas relacionales. Este es un proceso universal, aunque los detalles nunca son exactamente iguales.

Paul y Leah son buenos ejemplos de dos personas que antes dependían el uno del otro, y por tanto se sentían atrapados en los papeles convencionales de ser «un buen marido» y «una buena esposa». Con el tiempo, aprendieron a ir más allá de estos roles de dependencia, hacia la sensatez y la independencia de la relación al 50-50, pero su viaje no acabó ahí.

Primera etapa: relación de dependencia

La mayoría de nosotros estamos muy familiarizados con este tipo de relación, bien en nuestra propia vida o en las vidas de nuestros amigos o de nuestros padres. ¿Qué aspecto tenía la relación de dependencia en el caso de Paul y Leah?

Cuando era soltero, Paul quería hacer dinero, tener una familia y estar con una mujer que lo valorara. Leah quería encontrar a un hombre del que pudiera depender, un hombre con el que poder tener una familia, alguien que le diera afecto y cuidara de ella. Paul y Leah se encuentran y se casan. A veces se lo pasan estupendamente y a veces se pelean. El sexo empieza siendo fresco y espontáneo, y acaba haciéndose rutinario.

Leah tiene miedo de perder a Paul porque depende de él económica y emocionalmente. Paul tiene miedo de perder a Leah porque depende emocionalmente de ella y la necesita para que cuide de los niños y de la casa. Con el tiempo, Paul se siente cada vez más atrapado. Leah se siente cada vez menos querida y más insatisfecha con su vida. En nombre de los niños lo posponen todo lo que pueden, pero acaban divorciándose.

Segunda etapa: relación al 50-50

Después del divorcio tardan algún tiempo en retomar su vida, pero finalmente Leah siente que su independencia aumenta. Empieza a descubrir sus talentos ocultos y emprende su desarrollo profesional. Ella se siente cada vez más fuerte. Su círculo de amigos, tanto hombres como mujeres, se expande. Ahora sabe que nunca volverá a estar en una relación de dependencia con un hombre. Se desarrolla económica e intelectualmente, al tiempo que lee los últimos libros sobre psicología, arte y «nuevos tipos de relación». Ahora es una mujer independiente.

Al principio Paul se siente perdido, pero finalmente se recupera. Se encuentra a sí mismo en su recién hallada libertad. Sale con mujeres más jóvenes, se compra cosas que siempre le habían gustado y nunca se había podido permitir, y aprende a cuidar de sí mismo de nuevas maneras. Va a la sauna y hace ejercicio regularmente. Descubre que le gusta dar largos paseos en solitario por la playa. Incluso acude a un curso para hombres en el que canta, aprende percusión y expresa libremente su dolor con otros compañeros como nunca lo había hecho antes. Jamás se había sentido tan completo y equilibrado.

Leah y Paul prueban relaciones a corto y a medio plazo. Se lo pasan bien con sus nuevas parejas, comparten conversaciones interesantes y puntos de vista filosóficos, pero no encuentran nada que realmente encaje. Ambos tienen muchos «amigos» del otro sexo.

Cuando tienen suficiente dinero y amigos, pasan de «querer más cantidad» a «querer más calidad». Como los niños son más mayores y pueden cuidar de sí mismos, Leah se integra en un grupo de mujeres, asiste semanalmente a clases de yoga y danza, y retoma la pintura al óleo que había aparcado cuando los niños eran más pequeños y requerían toda su atención. Paul participa en iniciativas medioambientales, acude a clases de taichi y comienza a preparar la novela que siempre había querido escribir pero nunca había podido por sus obligaciones familiares.

En el pasado, cuando Paul y Leah compartían una relación de dependencia, la «certeza» de Paul se expresaba como necesidad de tener razón en todo. Leah nunca podía expresar su desacuerdo sin que Paul se pusiera furioso; no quería escuchar las ideas de ella. De hecho, si a Leah se le ocurría una buena idea, él la hacía suya.

Después del divorcio, Paul empezó a darse cuenta de que había sido injustamente rígido y represor con Leah. Empezó a suavizarse y aprendió a escuchar. Como hombre que se está preparando para una relación al 50-50, Paul aprende a dar y tomar con las nuevas mujeres que conoce en su vida. Se compromete seriamente con el logro de una relación al 50-50. Paul cultiva su energía femenina infradesarrollada pasando tiempo en contacto con la naturaleza y aprendiendo a relacionarse con sus emociones ocultas.

Paul y Leah finalmente encuentran nuevas parejas. En estas nuevas relaciones, ambos conservan sus cuentas bancarias y abren otra cuenta compartida con sus nuevas parejas, que también disponen de cierta estabilidad financiera. Cocinan en días alternos, e incluso sus destinos vacacionales se basan en la igualdad: un miembro de la pareja elige un destino y el otro el siguiente destino. Con sus nuevas parejas han conseguido relaciones al 50-50.

Sin embargo, como hemos visto, solo las personas con esencias neutrales se sienten plenamente satisfechas en una relación al 50-50. Por ejemplo, ningún hombre con una fuerte esencia masculina se sentirá satisfecho comprometiéndose definitivamente en una relación al 50-50. Esto es así porque en la intimidad emocional y sexual el núcleo de la esencia sexual masculina solo se completa con una pareja que ofrezca los dones del amor femenino, no el amor más sexualmente neutral de la relación al 50-50.

Así, aunque Paul dice que está comprometido en esta relación al 50-50, su pareja puede sentir su incertidumbre interna. Paul se muestra cauto y no desea dominar la vida de su nueva pareja, pero tampoco está dispuesto a entrar profundamente en la vida de su nueva mujer ni a comprometerse completamente. Su incertidumbre impide que ella se relaje plenamente en la permanencia de un amor masculino estable y apasionado. Ella nunca se siente completamente satisfecha. Atrapado en los ideales del 50 por ciento, Paul se siente seguro pero relacionalmente débil, incapaz de apostar definitivamente por el compromiso y defender el terreno de su amor.

Paul está dispuesto a compartir el «poder» de la relación al 50-50, pero su pasión también está dividida. Se siente indeciso respecto a su vida en general y respecto a la dirección a seguir, como les ocurre a muchos hombres de nuestros tiempos. Su energía relacional parece estar un tanto contenida a causa de sus conflictos internos. Su capacidad de amar está debilitada por su falta de claridad. Ha perdido contacto con su esencia sexual y, por tanto, no está seguro de nada, ni siquiera de su amor por su nueva pareja. Y ella puede sentirlo.

Con su nueva pareja, Leah está experimentando su propia versión de una relación al 50-50. En su antigua relación de dependencia, se rendía a las necesidades de su marido. Con el tiempo llegó a perder contacto con sus propios deseos, pues se limitaba a atender los deseos y necesidades de Paul con la esperanza de sentir su amor. Leah perdió sus límites saludables, su sentido de identidad independiente, y se convirtió en la mujer de Paul en lugar de ser su propia persona.

Después del divorcio, decidió no volver a perderse a sí misma. No volvería a mostrarse débil o incapaz de defender lo que realmente quería. De modo que fortaleció sus fronteras personales. Aprendió a decir «no» cuando era necesario. Aprendió a decir lo que pensaba sin temer las reacciones del hombre. Aprendió a ocupar su propio terreno. Se hizo completa en sí misma, ya no estaba «a merced del hombre», y sus nuevos amigos parecían valorar su fuerza e independencia. A su nueva pareja parece gustarle su compromiso con la relación al 50-50, en lugar de que se muestre como una mujer necesitada o dependiente.

Leah ha dejado muy claro que no *necesita* un hombre, aunque sí que está interesada en una relación amorosa entre dos personas completas e independientes. Pero su nueva pareja no parece ser la «indicada» y, de hecho, ninguno de los hombres que conoce parecen serlo. No encuentra nadie suficientemente fuerte para equipararse con ella. Su núcleo profundo, su esencia sexual femenina, permanece insatisfecha con su nueva pareja y con los hombres con los que ha salido anteriormente. Si tuviera una esencia sexual más neutral, se sentiría satisfecha con un hombre 50-50, un hombre que quisiera que ella aportara la mitad del dinero y cortara el césped la mitad del tiempo; un hombre que quisiera discutir calmadamente cada incidente como si de dos amigos se tratara, en lugar de expresar apasionadamente su deseo por ella.

Como ha hecho hincapié en la construcción de sus fronteras personales, Leah atrae a hombres más interesados en establecer fronteras claras que en disolverse en el éxtasis de la íntima comunión. Como necesita espacio para desplegar su energía masculina bien desarrollada, atrae a hombres que quieren darle espacio, en lugar de entrar en ella y contactar profundamente con los deseos esenciales de su corazón. Es decir, parece atraer a hombres «seguros».

Tal como Paul perdió temporalmente el contacto con los deseos innatos de su esencia sexual masculina, tornándose indeciso y no dispuesto a comprometerse, Leah ha perdido contacto con los deseos innatos de su esencia sexual femenina. Siente que el núcleo de su feminidad se está agostando por falta de amor profundo.

En un esfuerzo bienintencionado por crecer más allá de los roles sexuales rígidos de la relación de dependencia, Paul y Leah se dedican temporalmente a desarrollar la energía *opuesta* a su esencia sexual innata.

Paul descuida temporalmente la clara dirección de vida que su esencia sexual masculina demanda de manera natural y se dedica a desarrollar su energía femenina: la escucha sensible y el compartir cooperativo. Así, atrae mujeres que inconscientemente quieren estar con un hombre que tenga un sentido de dirección relativamente débil. Estas mujeres tienen su propio sentido de dirección existencial y se sienten atraídas por el «espacio» que Paul les brinda.

Leah descuida temporalmente la necesidad de un amor profundo y apasionado que su esencia sexual femenina demanda de manera natural, y se dedica a desarrollar su energía masculina, su dirección existencial y su visión. Así, atrae a hombres cuyo deseo inconsciente es estar con una mujer que tenga un deseo relativamente débil de unión apasionada y profunda. Estos hombres parecen estar unidos consigo mismos y se sienten atraídos por la dirección que Leah expresa y de la que su propia vida carece.

Paul y Leah se divierten con sus nuevas parejas, pero, en el fondo, se preguntan: «¿Esto es todo?». La mayor parte del tiempo se sienten muy bien, pero están empezando a experimentar sensaciones de insatisfacción emocional y sexual.

Paul se siente feliz de que esta nueva pareja tenga su propia dirección y no dependa de él. Pero a veces le gustaría que ella se ablandara, que relajara su posición independiente, que se abriera a él y se rindiera realmente al amor. Paul empieza a sentir que a su pareja le preocupa más tener razón y ser «igual a él» que compartir la profundidad de la pasión y la confianza. Paul quiere danzar con una diosa, pero siente que pasa el tiempo topándose con una guerrera. Empieza a sentirse atraído por mujeres más desinhibidamente femeninas que su pareja, y acaba separándose.

Leah se siente feliz de que su nueva pareja le preste apoyo emocional y un afecto nutricio y seguro. Pero a veces le gustaría que él tomara una posición fuerte, que expresara su lado masculino, que se moviera en el mundo con confianza y éxito, que la arrebatara con su poderosa presencia y su amor íntegro y apasionado. Leah expresa sus necesidades a su nuevo compañero, pero él se siente herido y criticado, y responde debilitando aún más su presencia, compromiso y seguridad en el amor. Ambos se sienten insatisfechos, pero siguen adelante con la esperanza de que algo cambie.

Tercera etapa: íntima comunión

Una noche, Leah bebe unas copas de más y se deja llevar. Tiene la mejor experiencia sexual de su vida. Se abandona totalmente durante el coito y siente que sus fronteras se expanden hasta el infinito, y que su cuerpo y su corazón se disuelven en una oleada tras otra de intenso amor. Después se pregunta por qué no se ha sentido así anteriormente.

Un día, en clase de yoga, Leah siente corrientes de energía moviéndose por su cuerpo, llenándola de un delicioso flujo de gracia, amor y apertura que le recuerda su reciente éxtasis sexual. Abrumada por estas nuevas sensaciones corporales, quiere explorar los sentimientos que le provoca esta energía profunda, la sexualidad sagrada y profundamente apasionada.

Leah ya no puede conformarse con el hombre sensible pero sin brillo con quien está actualmente. Quiere abrir las profundidades de su corazón con un hombre dispuesto a estar plenamente presente y comprometido, un hombre fiable y suficientemente fuerte para hacerle perder el sentido. Leah se da cuenta de que quiere una persona que no tenga miedo de persistir en su amor, de entrar profundamente en su corazón y abrazar el regalo de su radiante y vulnerable divinidad, así como su personalidad. Leah entra en un nuevo periodo de su vida en el que se siente abierta y transformada por el inmenso poder del amor que fluye en su corazón y en su cuerpo.

En esa misma época, el hermano mayor de Paul, a quien este siempre pedía consejo, muere. Paul siente que le han quitado el suelo bajo los pies. «Despierta» y se da cuenta de que no le gusta su trabajo, de que no tiene ningún amigo verdaderamente íntimo y de que se está haciendo mayor. Siente que todavía no ha dado su regalo al mundo. Y ni siquiera tiene claro cuál puede ser dicho don, ya que ha estado la mayor parte del tiempo absorbido en su trabajo y sus relaciones.

Paul pasa por un periodo de intensa autoindagación en el que acude a terapia privada, hace trabajo grupal y se dedica a la soledad contemplativa. Busca profesores conocidos y cultiva la amistad de otros hombres que también están descubriendo su verdad profunda. Después de mucho trabajo duro, empieza a comprenderse a sí mismo. Empieza a afrontarse directamente, sin esquivarse. Entra a fondo en su corazón desprotegido, descubriendo sus deseos esenciales. Y se compromete a seguir su verdad profunda. Empieza a vivir de otra manera. Para Paul, cada día está lleno de propósito, claridad y humor; después de todo, cuando ves la totalidad de ti mismo resulta difícil tomarse uno demasiado en serio.

Paul ya no se conforma con una mujer que se sienta satisfecha si él friega los platos los lunes, miércoles y viernes. Quiere sentirse libre de vivir al límite y quiere encontrar una pareja que esté dispuesta a arriesgar la vida en común para ganar el infinito.

Un día, Paul y Leah se encuentran. Antes de abrir la boca, ella puede sentir el cambio que se ha producido en él. Como la mayoría de las mujeres, Leah es extremadamente sensible a la plenitud relativa de la esencia sexual de un hombre. La energía de Paul es intensa y su presencia, plena. Él la mira directamente a los ojos y ella puede sentir que él se siente en paz consigo mismo, relajado, confiado; no está dividido por dentro. Su mera presencia es como una bendición para Leah, como una bocanada de aire limpio y fresco. Su sonrisa no está alterada por asuntos pendientes y cabos sueltos. Él no está en ninguna otra parte, dentro de su cabeza o habitando en el pasado. Él está presente ante ella, y en su presencia ella puede sentir la plenitud de su corazón.

Su forma de moverse, el tono de su voz, su forma de tocarle el hombro..., todo rebosa un amor confiado. Su presencia y amor son como llaves que desbloquean el corazón de Leah, y ella se abre de manera natural, sin miedo, porque confía en él como hombre completo. Leah y Paul empiezan a verse otra vez.

Con el tiempo, Leah continúa siendo testigo del amor constante de Paul, de sus atenciones persistentes y de su incólume integridad. Ciertamente hay momentos en los que Paul hace cosas estúpidas, pero es el primero en reírse de sí mismo, corregir su comportamiento y seguir adelante con una vida guiada por un fuerte sentido de propósito, humor y compasión. Paul ha recuperado su esencia sexual; ahora puede amar a Leah con un corazón entero.

En una relación de dependencia, el amor de Paul estaba limitado por su necesidad de tener razón. En una relación al 50-50 no estaba en plena posesión de su esencia sexual, lo que lo hacía dudar de sí mismo y sentirse incapaz de amar comprometidamente. Buscó una intimidad en la que pudiera ser débil, en la que pudiera dar espacio a la mujer en lugar de defender su posición en el amor, entrando sensiblemente en la vida de ella y fundiendo la resistencia que pudiera haber en su corazón.

Ahora, en la íntima comunión, su amor no está frenado por dilemas internos pendientes de resolución, sino que se muestra enérgicamente en su presencia divertida, confiada y apasionada.

Leah confía implícitamente en su amor y sabe que él no se echará atrás en momentos de dificultad. Ella puede sentir su integridad y su compromiso con la práctica del amor momento a momento. Leah nota que Paul confía en ella y también la admiración que él siente por sus dones femeninos.

En una relación de dependencia, el amor de Leah estaba limitado por su necesidad de agradar a su pareja con la esperanza de obtener más amor. En una relación al 50-50 se sentía limitada por la tendencia a proteger su corazón por temor a que pudieran volver a hacerle daño. Buscaba una relación que no pusiera realmente a prueba su capacidad de confiar: atraía a hombres «seguros» que no evocaban ni necesitaban su profunda esencia femenina.

Ahora la expresión de su amor no está limitada por la antigua resistencia a encarnar su esencia sexual femenina, radiante y fluida, en cada centímetro de su cuerpo. Sigue teniendo éxito en el mundo —no ha perdido la capacidad de expresar su energía guerrera cuando la necesita—, pero es capaz de relajarse como una diosa. Sus dones brillan intensamente, llenos de misteriosa fuerza femenina. Las expresiones emocionales y corporales de Leah son libres, espontáneas, a veces salvajes, a veces gráciles, pero siempre una bendición de amor, belleza y curación. Paul puede sentir su compromiso total con la práctica del amor, aunque pase por momentos dolorosos. Puede sentir su confianza en él y su respeto por los dones masculinos que él ofrece.

Leah y Paul se han vuelto a unir no como codependientes ni coindependientes, sino como copracticantes. Siendo practicantes de la íntima comunión, cuando ellos se sienten heridos realizan la apertura al amor en lugar de cerrarse por dolor o con el fin de castigar. Cuando se sienten heridos, Leah y Paul practican el arte de la relación directa en lugar de evitarse mutuamente y de retirarse a sus mundos privados de emoción y pensamiento.

En la práctica de la íntima comunión, Paul y Leah están dispuestos a despertar más allá del sueño infantil de una pareja «parecida al padre o a la madre», de quien siempre podrían depender para obtener apoyo y atenciones. Es decir, están dispuestos a superar la relación de dependencia. Asimismo, están dispuestos a despertar del sueño adolescente de una pareja igualitaria que los deje en paz en su mundo privado, que no exija ni compromiso total ni rendición profunda. Es decir, están dispuestos a crecer más allá de la postura independiente de una relación al 50-50.

A través de un proceso de prueba y error, Paul y Leah han llegado a entender que el amor es una disciplina que exige practicar el compromiso y la rendición momento a momento. Son adultos que eligen practicar la íntima comunión uno con otro, en lugar de negar la plenitud de sus dones en roles codependientes o en una independencia protegida.

Paul y Leah han saboreado deliciosos momentos de amor sin fisuras, de unión sexual en la unidad desprotegida y de comunión emocional en una confianza perfecta. No están dispuestos a volver atrás para buscar los límites seguros y la «igualdad» pactada que promete la relación al 50-50, porque saben que tal relación a menudo niega la expresión más plena de sus esencias sexuales masculina y femenina.

Leah no tiene miedo de dar sus dones a Paul y contribuirá a sacarlo de la rigidez de su cuerpo y de su mente mediante la irradiación relajada de su felicidad, belleza y amor femeninos. Paul no tiene miedo de atravesar las resistencias de Leah y de hacer florecer su corazón con humor y la fuerza plenamente presente de su amor masculino. Como Paul y Leah ya no tienen miedo de expresar sus esencias sexuales únicas y muy diferentes, son libres de ser espontáneos y de estar desprotegidos en su expresión amorosa en íntima comunión. Como hombre y mujer, son libres de ser el regalo del amor corporal, emocional y espiritual.

ALCANZAR EL 50-50 Y SUPERARLO

Espoleados por diversas razones —la insatisfacción de ver las relaciones de nuestros padres, seguir antiguos modelos de papeles sexuales incómodos e inaceptables, la reivindicación de la igualdad por parte de las mujeres, o simplemente las lecciones duramente aprendidas en relaciones pasadas— hemos creado la moderna relación al 50-50 como una mejora legítima. Para la mayoría de la gente la relación al 50-50 es preferible a la situación tradicional en la que las necesidades del hombre eran lo más importante, y las mujeres eran dominadas o quedaban descartadas. Una relación al 50-50 es preferible a aquella en la que ambos miembros se manipulan indirectamente o se controlan encubiertamente.

Naturalmente, queremos crear una relación en la que cada persona tenga la misma importancia, donde el compartir, el equilibrio interno y la confianza en uno mismo permitan una relación de equilibrio e independencia.

Este tipo de relación 50-50 es definitivamente mejor que la relación basada en los roles sexuales y en la dependencia. Es un paso necesario en la progresión hacia una relación verdaderamente íntima y satisfactoria. Evidentemente, para algunos, la relación al 50-50 puede ser la manera perfecta de disfrutar de la relación íntima. Es posible que eso sea todo lo que quieren de una relación y pueden contentarse con ser amigos amorosos, pero relativamente independientes y con menos pasión sexual.

Sin embargo, para quienes lo desean, es posible dar un paso más. Este paso siguiente en las relaciones íntimas para los hombres y mujeres modernos que tienen una esencia sexual más masculina o femenina va más allá de la codependencia y de la coindependencia al 50 por ciento. Este paso siguiente va más allá de limitar el poder de la persona en función de su sexo. Y también va más allá de la negación sutil de los diferentes deseos de las esencias sexuales masculina y femenina por la que los miembros de la pareja pueden funcionar como dos piezas mecánicas iguales en una relación «operativa»: pagando las facturas, recogiendo a los niños y manteniendo la rueda en marcha un día más.

El paso siguiente consiste en reclamar tu núcleo sexualmente vivo, tu esencia sexual natural masculina o femenina, que podrías haber descuidado para progresar en tu profesión o para alcanzar un compromiso operativo en una relación al 50-50.

La relación al 50-50 es una base necesaria para dar este paso siguiente en la relación íntima. Para ir más allá del 50-50 tienes que ser capaz de gestionar creativamente tu función paternal y las finanzas. Debes ser capaz de sentirte libre y completo, de ser autónomo.

Para quienes están preparados para la íntima comunión, convertirse en una persona plenamente funcional solo es el punto de partida. Después de convertirte en una «persona completa» puedes aprender a relajarte en tu cuerpo y espíritu como hombre o como mujer, cultivar placenteramente tu esencia sexual y ofrecer tu amor espontáneamente como un regalo a tu pareja, que estará haciendo lo mismo.

En la relación de dependencia al viejo estilo, «los hombres son hombres y las mujeres son mujeres», cualquiera que sea la amplitud de esta definición. Para alcanzar la moderna relación al 50-50 hemos aprendido a mirar más allá de nuestras diferencias sexuales y a establecer relaciones basadas en la amistad y en el respeto mutuo, cualidades esenciales para cualquier asociación duradera, sea comercial o amorosa. Entretanto, muchos nos sentimos presa del aburrimiento por la falta de energía, pasión y unión consumada en nuestras relaciones íntimas.

El paso siguiente es reclamar nuestra esencia sexual y tomar conciencia de que es un don que tenemos para dar, algo que debe ser honrado y apreciado, no algo que debamos reprimir, ignorar o contener. Readueñarnos de nuestra esencia sexual masculina o femenina es clave para restablecer la plenitud de la polaridad sexual e ir más allá del estancamiento de la típica relación al 50-50 sin abandonar la igualdad y el respeto mutuo conseguidos.

Una diferencia entre la relación al viejo estilo y la relación más allá del 50-50 es esta: en una relación de dependencia al viejo estilo, te sientes obligado a actuar como un hombre o como una mujer, cualquiera que sea la definición aplicable en función de los criterios de tu cultura. Pero más allá del 50-50, sientes profundamente con el corazón y ofreces el regalo único de tu propia esencia sexual como un don de amor. Es decir, eres libre de representar libremente tu polo masculino o femenino en la danza del amor sexual, a tu manera exclusiva, en lugar de representar un papel culturalmente predefinido. Y eres libre de ser el amor —de rendir tu resistencia al amor y de relajarte completamente en la felicidad innata de tu corazón— practicando el amor con el amante elegido en íntima comunión.

Si fueras completamente libre, ¿cómo vivirías? ¿Cómo expresarías tu amor? Cuando vas más allá del 50-50 te comprometes a dar tu don en libertad en lugar de contenerlo por miedo. Ofreces el don que es tu florecimiento único, la flor de tu corazón singular, la esencia de tu ser sexual, así como la expresión de tu libertad creativa.

Es posible que hayas percibido que es mucha la gente —tus parejas de antes y de ahora, por ejemplo— que ha perdido el contacto con su esencia sexual natural. Tal vez has estado con un hombre debilitado y carente de dirección, humor o integridad. O tal vez has estado con una mujer endurecida, reacia a bajar la guardia y a abrir su corazón, respiración y cuerpo al amor.

Actualmente, la motivación por alcanzar el 50-50 es tan intensa que pocas personas pueden relajarse en su esencia sexual innata y permitir que sus ofrendas sexuales y emocionales únicas fluyan espontáneamente y sin miedo en íntima comunión. En cambio, la gente de hoy suele ser más equilibrada que los estereotipos del macho y la mujer sumisa de ayer, aunque se sientan igualmente insatisfechos.

En un esfuerzo bienintencionado por alcanzar el equilibrio interno y la relación al 50-50, hemos neutralizado inadvertidamente nuestra relación íntima. Por consiguiente, anhelamos el intercambio dinámico entre lo masculino y lo femenino. Nos sentimos fascinados por los sucedáneos, como los dramas emocionales y las escenas de sexo apasionado que vemos en televisión, en el cine, en los libros y en nuestros sueños secretos.

La persona completa no es necesariamente una persona neutra

Si en el fondo de ti anhelas que te arrebaten, ser penetrada por un amante fuerte, sensible y confiado, entonces tienes una esencia sexual más femenina. Si en el fondo de ti frecuentemente anhelas que tu pareja se abra a ti, que responda a tu deseo con una confianza total y una rendición apasionada, entonces tienes una esencia sexual más masculina.

Momento a momento, siempre somos libres de actuar de manera más masculina o más femenina. Incluso si nos sentimos completamente confiados y relajados en nuestras esencias sexuales, probablemente disfrutaremos encarnando una energía más masculina en ciertas ocasiones y una energía más femenina en otras. Pero esto no es lo mismo que desarrollar un falso carácter sexual basado en miedos y resistencias a largo plazo.

La mayoría de los que estamos luchando por una relación al 50-50 nos hemos sentido heridos en el pasado y estamos curándonos equilibrando nuestra masculinidad y feminidad internas. Por ejemplo, después de un divorcio, no quieres arruinar otro matrimonio forzando a tu pareja a seguir tus órdenes. De modo que aprendes a equilibrar tu energía masculina, intensamente direccional, cultivando tu energía femenina más receptiva.

Tampoco quieres empezar a depender de alguien para perderle a continuación, además de perder tu autoestima y un apoyo económico cuando se vaya con otra persona, con alguien que pueda «darle lo que desea». De modo que aprendes a equilibrar tu energía femenina fortaleciendo tu energía masculina, tu capacidad de disciplina, de superar obstáculos y tratas de conseguir el éxito a largo plazo por ti misma.

Después de habernos sentido heridos en relaciones anteriores, solemos intentar equilibrarnos, lo cual es saludable siempre que no olvidemos que si nos aferramos al «equilibrio» demasiado tiempo empezamos a parecer más bien neutrales, en lugar de masculinos o femeninos.

Si tu esencia sexual es *verdaderamente* neutral, en lugar de más masculina o femenina, preferirás de manera natural una relación amistosa basada en la igualdad más que una apasionada relación sexual basada en las diferencias. Si de manera natural tienes una esencia sexual neutra, te sientes feliz dando apoyo económico a tu pareja la mitad de las veces y recibiendo su apoyo la otra mitad, o tal vez repartiendo exactamente por la mitad los costes y responsabilidades. Una semana él hace la colada y a la semana siguiente la hace ella. Una semana él recoge los ratones muertos de las trampas y a la semana siguiente los recoge ella.

Algunos elegimos una relación al 50-50 porque de manera natural tenemos una esencia más neutra. Otros hemos elegido una relación al 50-50 para evitar sentirnos heridos.

En una relación al 50-50 basada en la autoprotección tratamos de conseguir amistad e igualdad estableciendo límites claros y permaneciendo sexualmente (falsamente) neutrales, en lugar de apasionadamente masculinos o femeninos, según sea nuestra verdadera esencia. Así, negamos la energía vivificante de nuestra polaridad sexual, que con toda probabilidad es la que nos atrajo originalmente.

Además, en una relación al 50-50 solemos buscar la independencia y la autosuficiencia reivindicando nuestro espacio personal, en lugar de rendir nuestro yo separado y relajarnos en una unión de corazón con el ser querido basada en la confianza.

Este mismo acto de concentrar nuestros esfuerzos en alcanzar la igualdad y la independencia al 50 por cien suele neutralizar nuestra polaridad sexual y debilita la confianza que constituye la fuerza atractora y el fundamento de nuestro intercambio sexual y emocional. Ciertamente es necesario conseguir la independencia y el respeto mutuo en la relación íntima, pero también es necesario abandonar nuestras defensas, nuestras precauciones y nuestra creencia en el mito de que la relación al 50-50 satisfará los deseos de nuestra esencia profunda, masculina o femenina.

Es esencial que los hombres y mujeres de nuestros días crezcan hacia la plenitud, más allá de los viejos roles de poder e impotencia. La igualdad es absolutamente esencial, pero es una fase, no el punto final. La equidad y la igualdad no son prerrequisitos indispensables para practicar la íntima comunión. Para muchos hombres y mujeres de nuestros días, la relación al 50-50 solo es un paso hacia la consecución de lo que quieren.

Rendirse como esclavo o amante

Muchos de nosotros tenemos mucho miedo de ir más allá del 50-50. Nos parece muy arriesgado eliminar las barreras y confiar hasta el punto de estar dispuestos a mostrarnos totalmente vulnerables; sin embargo, la vulnerabilidad es necesaria para dar y recibir con el corazón abierto en íntima comunión. Todos nos hemos sentido heridos anteriormente, y ninguno queremos volver a pasar por ahí. Pero el hecho es que *volveremos* a sentirnos heridos. Cuando tienes el corazón completamente abierto, eres vulnerable a sentirte herido por quienes no te devuelvan amor: parejas, hijos, padres y amigos. Pero también estás abierto a otra cosa. Cuando dejas de protegerte a ti mismo, estás abierto a dar y recibir amor en su forma más poderosa y sublime.

Muchos de nosotros hemos vivido experiencias sexuales que solo pueden calificarse de «extáticas». El amor fluye con tanta intensidad o el placer es tan intensamente sublime, que su recuerdo queda grabado a fuego en nuestro corazón para siempre. Tal vez hemos sentido la unidad total con nuestra pareja, como si los dos cuerpos se hubieran disuelto en un único corazón que respirara alegría. O tal vez el amor brilló como una luz resplandeciente. O quizá experimentamos un delicioso flujo de energía recorriendo nuestro cuerpo. O nos sentimos llenos de un amor tan grande que explotamos, que nuestros límites estallaron en un silencioso grito de amor.

Fuera lo que fuera lo que sintiéramos en esos momentos, está claro que *no* estábamos protegiéndonos, que no estábamos cerrados ni nos resistíamos. Este tipo de amor solo está al alcance de un corazón abierto.

Evidentemente, también podemos experimentar esta sensación de amor extático y unidad en un momento no sexual. Tal vez hayas sentido un momento de no-separación mirando a los ojos de un niño. O quizá te hayas olvidado de ti mismo en un momento de arrobamiento mientras contemplabas el atardecer o una montaña nevada. Algunos pueden haber sentido una divina sensación de unidad leyendo literatura espiritual, rezando o meditando.

En cada uno de estos momentos, fueran sexuales, con nuestros hijos, en la naturaleza o rezando, teníamos la guardia baja. Nos hemos permitido experimentar una unidad profundamente placentera con algo, alguien o alguna presencia divina.

Una de las claves para despertar la íntima comunión es la rendición, bajar la guardia. Es lo contrario de la resistencia. Pero como muchos de nosotros nos hemos esforzado enormemente por conseguir la igualdad en las relaciones, tenemos miedo de que la rendición completa, aunque sea por un momento, nos haga perder todo el terreno ganado hasta ahora.

¿Cuál es la diferencia entre «amar demasiado» y rendirse al éxtasis espiritual? Es la diferencia entre un esclavo y un amante libre. Es la diferencia entre tener la esperanza de *conseguir* amor y poder relajarse más allá de los límites, *siendo* el amor mismo. Es la diferencia entre un momento de dependencia y un momento de íntima comunión.

Muchas veces las personas que no están dispuestas a bajar la guardia malinterpretan esta diferencia. Para ellas, la rendición es algo negativo, un signo de debilidad. Pero si estás dispuesto a rendir tu corazón al amor, te espera el éxtasis. Es cierto que un esclavo se rinde, pero un amante libre también se rinde en brazos del éxtasis. Y esta diferencia es crucial. La diferencia está en si te rindes porque tienes miedo y tratas de conseguir algo, o si te rindes como un signo de tu reconocimiento de la unidad, para ofrecer alegremente los dones del amor.

Recuerda que cada etapa relacional —dependencia, 50-50 e íntima comunión— también es un estilo de relación. Y podemos pasar de un estilo a otro, momento a momento, independientemente de la etapa general en la que esté la relación.

Para entender mejor este punto, imagina que eres Leah haciendo el amor con Paul. En un momento de pasión sexual extática dices: «¡Soy tuya! ¡Tómame! ¡Haré cualquier cosa que desees!».

¿Es este un momento de dependencia e impotencia? ¿Es un momento perfectamente planeado de igualdad al 50 por ciento? ¿O es un momento de rendición dichosa en íntima comunión? ¿Cuál es la diferencia entre el don de la rendición extática y el dolor de la autonegación sumisa?

Si fueras Leah en un momento de *dependencia,* atrapada en tu papel de buena esposa, tu voz interna masculina se mantendría en silencio, no se la escucharía en absoluto. Sin embargo, tu voz interna femenina diría: «Quiero sentirme amada. Cuando Paul me abraza me siento querida. Haré cualquier cosa que me pida para que me quiera siempre».

Si fueras Leah en un momento al 50-50, tus voces internas masculina y femenina serían libres de expresarse. En un momento al 50-50 tu prioridad es la igualdad. Todo tiene que ser al 50-50.

Tu feminidad interna podría decir: «Tengo ganas de dejarme llevar. Me siento bien siendo vulnerable en sus brazos. Pero ¿puedo confiar en él? ¿Estoy desprendiéndome de mi poder?».

Tu masculinidad interna diría: «No quiero perder el control. Me gusta seguir mi propia dirección. No quiero que sienta que puede mandarme. Esta noche puedo hacer lo que él quiere, pero mañana por la noche él hará lo que yo quiera. Así tendremos una relación equitativa al 50-50».

Si fueras Leah en un momento de íntima comunión, te mostrarías desinhibida en tu amor, dispuesta a abandonar toda resistencia en la plena realización y expresión de tu corazón desprotegido.

Tu feminidad interna diría: «¡Aaah! Siento el amor de Paul y quiero recibirle profundamente. Quiero abrirme todo lo posible y sentir su amor en lo profundo de mi corazón. Confío en el amor que rebosa de mi corazón, y es extático abrirse a este poderoso flujo de amor sin límites, sin defensas. Me rindo al flujo del amor. *Soy* amor».

Tu masculinidad interna diría: «Qué placer es relajarme, soltar y confiar en Paul. Puedo confiar en la fuerza del amor que siento y disfrutar de ella, porque puedo sentir la profunda verdad del amor que nos mueve en este momento».

En un momento de dependencia, Leah pensará que, renunciando a sus propias necesidades y atendiendo las de Paul, conseguirá su amor. En un momento al 50-50 Leah protege cuidadosamente su independencia evitando rendirse completamente. Pero en un momento de íntima comunión, Leah se rinde, no tanto a Paul, sino directamente al amor, *como* amor, confesando y celebrando el amor con todo su cuerpo, corazón y mente. Esto es lo más importante que debemos entender: la apertura de Leah a la fuerza del amor se convierte en un regalo tanto *para sí misma* como para Paul.

En íntima comunión, la rendición de Leah es una invitación a que Paul renuncie a su sentido de separación y se funda profundamente en el acto de amor. El regalo de la rendición de Leah lleva a Paul más allá de su mundo angular masculino. Gracias a su regalo femenino, Paul mantiene una relación directa con el corazón de Leah y con el flujo de amor presente. Él rinde su posición personal, tal como Leah ha rendido la suya.

Su separación se convierte en primer lugar en abrazo vulnerable. Y después la membrana se disuelve, de modo que Paul y Leah se funden uno en el otro. Finalmente, su unión se llena de tanto amor que se olvidan de sí mismos, se olvidan uno de otro y se rinden todavía más hasta disolverse en la brillante plenitud del amor ilimitado. En íntima comunión, el despertar de la esencia femenina es una invitación viviente al amor.

Paul puede ser capaz, o no, de rendirse al amor tan profundamente como Leah. Pero, en cualquier caso, la práctica de la íntima comunión de Leah no es para retirarse, no es para contener el amor, sino, literalmente, para tomar una dulce respiración profunda, relajarse en cada centímetro de su cuerpo y dejar que irradie su amor. Cuanto más abra su respiración y su cuerpo, dando amor más que cerrándose, más se convierte en un vehículo a través del cual puede fluir el amor, y tanto más su vida es un regalo para quien está en su presencia. Cuanto más dispuesta está a rendir su tensión y a confiar en el amor, más se curan sus viejas heridas y más se funden sus antiguas resistencias al amor. Así es como el corazón de Leah florece en el momento presente de íntima comunión, independientemente de los cambios que puedan producirse en el futuro en su relación con Paul.

¿Qué aspecto tiene la íntima comunión?

En la práctica de la íntima comunión, cada miembro de la pareja descubre, día a día, los verdaderos dones que le gustaría ofrecer en el amor. La íntima comunión puede *parecer* una relación de dependencia al viejo estilo, en la que la mujer exhibe cualidades consideradas tradicionalmente «femeninas» y el hombre exhibe cualidades tradicionalmente consideradas «cosa de hombres». O la íntima comunión puede parecerse a una relación al 50-50, en la que el hombre y la mujer se dividen todas las tareas por la mitad, compartiendo el trabajo doméstico y las responsabilidades familiares y económicas a partes iguales.

O la íntima comunión puede tener un aspecto completamente diferente: la mujer puede tener dos amantes y el hombre puede pasar seis meses al año en un monasterio del Tíbet.

Tenemos muy pocos modelos de relación basados en la práctica de la íntima comunión, de modo que algunos no comprenden el atractivo de esta práctica.

En una relación de dependencia, los hombres y mujeres no comprenden por qué alguien se arriesgaría a perder su seguridad sexual, económica y familiar en nombre de la mayor autointegración y autorrealización de la relación al 50-50. Asimismo, en una relación al 50-50, los hombres y mujeres no entienden por qué alguien estaría dispuesto a arriesgarlo todo, incluida la sensación de autorrealización personal en la vida y en la relación, para buscar el verdadero corazón ilimitado de infinito amor en la práctica de la íntima comunión.

Si una mujer se dedica a la íntima comunión solo confiará en un hombre que esté más comprometido con la verdad que con agradarle a ella; después de todo, ¿cómo podría confiar en un hombre que pueda apartarse de su verdadero camino por la sonrisa de una mujer hermosa, aunque esa mujer sea ella misma?

Si un hombre está dedicado a la práctica de la íntima comunión solo confiará en una mujer que esté dispuesta a dedicarse al amor divino, aunque eso signifique que no es completamente «suya». A él le conmoverá contemplar su devoción y su rendición abierta al amor divino o universal. Él confía en que ella se haya decantado por la comunión con lo divino en lugar de comprometerse con el ideal de compartir una «buena vida» al 50-50, tal vez renovando un viejo granero y pasando tiempo juntos en el campo con la familia y amigos.

En la práctica de la íntima comunión, los miembros de la pareja hacen lo que sienten que tienen que hacer para potenciar la expresión del amor y de la libertad en sus vidas. Hacen lo que sienten que es un verdadero servicio, más que dedicarse al placer o al consuelo compartido. Se relajan en su esencia sexual innata, sea más masculina, femenina o neutra, y ofrecen creativamente sus dones innatos, espontáneos y amorosos sin preocuparse del aspecto que tengan sus ofrendas a los ojos de las personas más inclinadas hacia las relaciones de dependencia o a las de 50-50.

El riesgo del amor espontáneo

Una relación de dependencia está llena de luchas de poder, represión y roles sexuales. «¡No me digas lo que tengo que hacer! Haré lo que me dé la gana». Llevarse el gato al agua es más importante que el regalo del amor.

Una relación al 50-50 tiene que ver con compartir, con la igualdad y con dividir las responsabilidades al 50 por ciento. Por tanto, la comunicación es más importante que ofrecer libremente los dones del amor. Por ejemplo, si la mujer se siente molesta, se va a su habitación, cierra la puerta y dice: «¡Déjame en paz!», entonces eso es lo que el hombre debe hacer: alejarse y dejarle espacio, aunque la fuerza de su amor tienda a llevarle en otro sentido. Para alcanzar la igualdad, los miembros de la pareja aprenden a respetar la palabra y los límites del otro.

Un hombre 50-50 tiene cuidado de no ser un macho bruto. De modo que contiene su fuerza y dirección masculinas, y atiende las peticiones de su pareja, aunque su corazón le pida hacer otra cosa. Tiene miedo de seguir su verdad profunda o de afirmar su verdadero deseo en el amor porque no quiere ser demasiado asertivo.

Una mujer 50-50 tiene cuidado de no ser vulnerable a heridas y abusos. Nunca baja la guardia completamente, aunque su corazón se sienta impulsado a abrirse para poder entregarse completamente en el amor con su pareja íntima. Es posible que ella ame a su hombre, pero tiene miedo de rendirse y de confiar en el amor porque no quiere renunciar a su seguridad e independencia.

En un momento de íntima comunión no hay nada más importante que rendirse a la misteriosa fuerza del amor, ni siquiera la denominada «comunicación entre iguales». La íntima comunión implica abandonar nuestros límites y confiar en la sabiduría espontánea del amor. Por ejemplo, si una mujer herida entra en su habitación y cierra la puerta, pero su hombre siente verdaderas ganas de abrazarla, ¿debería confiar en su amor y atravesar las puertas cerradas de su habitación y de su corazón? Esto es arriesgado, pero ¿qué otra alternativa hay?

Todos vamos a morir. Todas las personas que amamos morirán algún día. Su fragancia, su calidez y su sonrisa desaparecerán para siempre y nos dejarán solos, si es que seguimos vivos. Cualquier abrazo puede ser el último. ¿Por qué contener nuestro amor? Si esta misma respiración fuera la última, ¿qué regalo te gustaría dar a tu pareja íntima? ¿Qué te detiene?

6

La búsqueda del amor y de la libertad

La búsqueda

Todos tratamos de conseguir algo. Algunos queremos tener mucho dinero. Otros tenemos la esperanza de encontrar un amante o compañero para toda la vida. Y esperamos que las cosas sean diferentes cuando consigamos lo que queremos. Esperamos poder relajar nuestra búsqueda después de haber obtenido el premio. Pero vamos a llevarnos una sorpresa: es imposible obtener el premio de una vez por todas. Un descubrimiento clave en la íntima comunión es que no podemos ganar; solo podemos disolvernos. Y en el momento de la disolución, lo que queda es eso que siempre hemos estado esperando: el amor ilimitado y la seidad abundante y sin esfuerzo.

Para llegar a este descubrimiento debemos entender nuestra búsqueda actual. Y para practicar la íntima comunión debemos entender que lo masculino y lo femenino tienden a buscar por caminos diferentes. Lo masculino busca la libertad. Lo femenino busca el amor. Entendiendo nuestra búsqueda y la de nuestra pareja, nos preparamos para la práctica de la íntima comunión.

Cada uno de nosotros, hombre o mujer, mueve energías tanto masculinas como femeninas. Sin embargo, la mayoría de los hombres tienen más energía masculina que femenina, y la mayoría de las mujeres más energía femenina que masculina. Evidentemente, hay excepciones. Para ilustrarlo con sencillez voy a tomarme la libertad de considerar, en muchos de los ejemplos de este libro, que el hombre mueve más energía masculina en la relación, y la mujer más energía femenina. En las relaciones homosexuales, bisexuales y en las relaciones heterosexuales en las que el hombre expresa más energía femenina y la mujer más energía masculina, las dinámicas de las energías masculina y femenina serían las mismas, pero el sexo de los personajes podría ser diferente.

Cómo crece lo masculino

El estilo esencial de búsqueda masculino es el del guerrero, el héroe o el visionario. La fuerza masculina es concentrada, unidireccional, y está guiada por una visión de libertad. La energía masculina atraviesa cualquier obstáculo que se encuentre en su camino. Nada desvía a lo masculino de su objetivo de libertad. Sin embargo, no todos los hombres orientan su energía masculina del mismo modo para buscar la libertad.

El modo que tenga el hombre de buscar la libertad dependerá de sus necesidades individuales, que en el caso típico pasan por tres etapas diferenciadas a lo largo de su vida. Si entendemos las relaciones íntimas en términos de los tres estilos o etapas que hemos visto en capítulos anteriores —dependencia, 50-50 e íntima comunión—, podemos analizar las necesidades del hombre en cada uno de ellos.

Las necesidades de la primera etapa tienen que ver con conseguir cosas, como comida, dinero, sexo, poder o fama. En la primera etapa el hombre tiende a formar con su mujer una relación de dependencia.

Las necesidades de la segunda etapa están relacionadas con mejorarse a sí mismo, con la autenticidad, con contactar con la sabiduría interna y crear un «jardín del Edén» en la tierra. Al hombre que está en la segunda etapa le interesa establecer una relación 50-50.

Las necesidades de la tercera etapa están relacionadas con la renuncia a la autodefinición, con relajar la interminable búsqueda de la autorrealización, con sentir la tensión del momento presente y rendir los propios límites en un gesto de apertura, a medida que cada momento surge y se disuelve en el amor. En la tercera etapa el hombre disfruta de una relación con su mujer basada en la práctica de la íntima comunión.

La fuerza masculina tiene un aspecto diferente dependiendo del tipo de necesidad que sea más importante para el hombre. Por ejemplo, en la primera etapa, el hombre busca la libertad intentando conseguir algo. En ese esfuerzo por conseguir cosas, se siente ofendido cuando alguien afirma que carece de algo, ya sea inteligencia, dinero o mujeres. El hombre de la primera etapa es adquiridor. Ve la libertad como algo a *conseguir.* Es el mecánico del automóvil que sueña con tener su propio garaje, o un depredador de Wall Street o un doctor con un Mercedes y una querida. Es un hombre cuyo objetivo está fuera de su cuerpo, en algún momento futuro, y él está dispuesto a conseguirlo. En esta primera etapa, la victoria consiste en adquirir el objeto sagrado: el dinero, el coche, el país que está ahí fuera para ser poseído. El hombre de la primera etapa quiere adquirir, ganar y expandir su autoimagen.

El hombre de la segunda etapa tiene una apariencia muy distinta. No sale a conquistar a sus enemigos, sino sus propias limitaciones. No quiere conseguir más de algo; trata de mejorarse a sí mismo. No quiere *más;* quiere algo *mejor.* Busca la libertad transformándose y transformando su mundo, no imponiéndose y adquiriendo personas y cosas.

El hombre de la segunda etapa lucha con sus propios demonios y sale victorioso, completo, equilibrado: es un héroe de la autointegración. Si tiene miedo de las alturas, aprende a saltar en paracaídas. Si es tímido en las relaciones íntimas, asiste a terapia para superar sus bloqueos infantiles. Trata de cambiar lo que entiende de sí mismo estudiando filosofía o esoterismo. Quiere transformar el campo de batalla del mundo externo por un jardín del Edén. Mientras que el hombre de la primera etapa intenta convertirse en un héroe de la *adquisición*, el hombre de la segunda etapa trata de ser una héroe de la *transformación*.

El héroe de la primera etapa se alza victorioso sobre su montículo de dinero, enemigos muertos y subordinados respetuosos. El héroe de la segunda etapa se alza victorioso sobre su montículo de autocontrol, maestría interna y acción impecable. Ha ganado: se ha convertido en su propio dueño, auténtico y pleno, completamente responsable de su propia felicidad. Es libre de ir donde quiera, cuando quiera. Es libre de amar a quien quiera, tal vez a una mujer o dos, o quizá solo a sí mismo. El hombre de la segunda etapa es un espíritu libre, un hombre renacentista de la nueva era, un hombre de evolución interna y aventura externa: una aventura no de riqueza personal, sino de creación de un estilo de vida más utópico.

El hombre de la segunda etapa también está singularmente engañado. Al menos, el hombre de la primera etapa tiene claro lo que quiere: mucho dinero y unas tetas bien grandes. El hombre de la segunda etapa a menudo esconde su propio vacío y sus necesidades, incluso de sí mismo. Ha practicado meditación durante diez años, ha viajado por toda Asia y por India, es maestro de aikido y psicoterapeuta y, esencialmente, en él no ha cambiado nada fundamental. Sigue sintiéndose inacabado.

Las cosas son un poco más fáciles que antes, pero continúa sin sentirse libre. Sigue aprisionado por sus propios miedos. Sigue limitado por el miedo a la muerte, el miedo a la separación, el miedo al fracaso. Además, ahora es mayor, y ya no tiene la energía y determinación de antes. Se ha creado un lugar cómodo en el mundo y, aunque se siente avergonzado de admitirlo, no quiere arriesgarse a perder demasiado. Pero no tiene elección. Su energía masculina en evolución lo lleva a mirar detenidamente su vida y a afrontar la verdad y sus consecuencias.

De repente, el hombre de la segunda etapa abre los ojos y ve la vida con la que se está conformando. Siente su propia opacidad, su propio miedo, su propia mediocridad, y empieza a quemarse por dentro. Su precioso yo, que tanto se ha esforzado por dominar, es como un puño apretado. Su vida, que antes le pareció tan fácil, ahora le parece una carga tediosa. Sus relaciones y su profesión pesan sobre él como falsas obligaciones. Tiene miedo de abandonarlo todo, pero el nudo que siente constantemente en el estómago está haciéndose insoportable.

Es una situación sin salida. Se siente absolutamente insatisfecho. La caída de la esperanza y el reconocimiento de la futilidad lo han llevado al límite, y no tiene elección real: cae al vacío. Sucumbe a la crisis. Su autosuficiencia y su autoestima caen a cero.

Si se queda en ese lugar sin añadir consuelo alguno a su sufrimiento, si mantiene abierto su corazón de guerrero incluso estando a cero, entonces ocurrirá un milagro. Como sabe que no puede depender de nada, se ha liberado de todos los falsos apoyos. Como ha superado la necesidad del primer nivel de depender de algo externo, así como la necesidad del segundo nivel de depender de algo interno, es vulnerable a la gracia. Su reducción a la nada lo ha dejado desvalido, pero cuenta con apoyos.

Sin buscar, sin intentar, una fuerza de vida espontánea empieza a hacerse evidente. Es la misma fuerza misteriosa que hace latir su corazón, mueve sus pensamientos e ilumina sus sueños por la noche.

Como siente la futilidad de dejar que sean otros, o sus propios pensamientos, los que dicten su vida, ahora se abre a ser vivido por otra fuerza, la fuerza de la verdad, la fuerza que siempre le ha vivido y que le está viviendo ahora. Cualquiera que sea el nombre que le dé a esta fuerza, es la fuerza de la existencia misma, el flujo y sentimiento directo e inmediato de ser.

Eso es quien él es, aunque sus amigos y sus conceptos le fallen. Es aquello que da testimonio de sus sueños nocturnos y de sus pensamientos y acciones durante el día. Es la fuerza de ser o conciencia que permanece constante en todas sus experiencias. Es quien él es siempre, pero no controla nada.

En la crisis de futilidad, él se da cuenta de que su mundo interno y su mundo externo están más allá de su control, y que su muerte es inevitable. De modo que hace lo único que puede hacer. Se rinde y sacrifica todas sus experiencias internas y externas a la fuerza que crea, sustenta y disuelve todas sus experiencias.

Este hombre de la tercera etapa descansa en la plenitud de esta fuerza. Es vivido por esta fuerza y *es* esta fuerza. De este modo, sus acciones son espontáneamente verdaderas. Su hogar es la plenitud del amor o no-separación.

Cuando el hombre de la tercera etapa olvida su hogar y sale temporalmente en busca de algo, siempre despierta al mismo momento: este momento vivo, el ahora, el surgir espontáneo, luminoso como los objetos que contiene y consciente como testigo de sí mismo. Se da cuenta de que este momento viviente siempre se aparece ante él. Este momento no depende ni es independiente de él, sino que surge espontánea y conscientemente, abarcándolo.

Su búsqueda siempre se disuelve en su intuición de no-separación, de unidad, de amor. Se alza como la conciencia libre en la que surge este momento. El hombre plenamente maduro de la tercera etapa reconoce que su naturaleza es la libertad misma, siempre trascendiendo, observando y envolviendo lo que surge.

Cómo crece lo femenino

Un principio femenino esencial es la apertura al amor. Lo femenino nutre, da vida y baila en alegría sensual, aunque a veces la energía femenina también es salvaje, fogosa o caótica. Lo femenino puede brillar e irradiar, o puede parecer oscuro y misterioso. Lo femenino es la fuerza de la vida: la fuerza curativa de la naturaleza, fuerza vivificante de la tierra, así como la fuerza de la destrucción, que reabsorbe lo que ha dado a luz.

La fuerza femenina no se orienta hacia objetivos ni es direccional, de modo que la heroína femenina no es una guerrera que supera obstáculos. Más bien, ella es una diosa que abre puertas con amor. El guerrero masculino deshace los obstáculos a la libertad y a la verdad; la diosa femenina brilla irradiando amor y abriendo los caminos del corazón.

Lo masculino lucha fundamentalmente consigo mismo, yendo más allá de sus propios miedos y aprendiendo a dominar el terreno desconocido. Lo femenino es movido fundamentalmente por su necesidad de amar. Ella anhela encontrar el modo de liberar el amor que anida en su corazón.

Toda su vida gira en torno a abrirse y amar: dar y recibir amor. Su principal sufrimiento y su principal alegría están en las relaciones amorosas, generalmente con una pareja íntima, pero también con sus hijos, con sus amigos o con Dios.

Lo masculino permanece esencialmente solo hasta que se disuelve en la conciencia libre. Lo femenino está esencialmente en el juego de las relaciones hasta que se disuelve en el amor libre. El guerrero masculino alza la espada de la verdad. La diosa femenina danza en el jardín del amor.

Tal como el hombre de la primera etapa siempre está buscando una espada mayor, la mujer de la primera etapa siempre espera dar y recibir más amor. Cuando su relación íntima no funciona, piensa que puede ser culpa suya. Tal vez no esté dando suficiente amor. Tal vez espere demasiado. Quizá tenga que dar otra oportunidad.

El amor es su motivo, y la mujer de la primera etapa hará cualquier cosa por él. Renunciará a sus propias necesidades, a su propio poder, a su propia autoridad. Se los cederá a sus hijos, a su marido o a su profesor en su deseo de encontrar lo que cree que es el amor. Si el amor toca su vida, ella se abre a él y su energía fluye hacia el objeto amado. Le cuesta aceptar sus propias necesidades, su propio poder, su propia identidad, porque está muy dispuesta a abrir sus fronteras con la esperanza de amar.

Abandonando su propio centro, la mujer de la primera etapa trata de llenarse con una imitación del verdadero amor. Para llenar su corazón vacío, come helados, chocolate y galletas. Tal vez vea series de televisión o lea novelas románticas.

El verdadero amor siempre parece estar fuera de su alcance: «Quizá no merezca el amor». Se conforma con cualquier cosa que le ofrezca una posibilidad de amar: «Tal vez en esta relación haya una oportunidad. Aunque abuse de mí, creo que puede cambiar. Solo quiero que diga que me quiere».

Finalmente, su dolor se hace demasiado grande. Ya no está dispuesta a hacer nada por un posible amor. No está dispuesta a renunciar a su identidad y a sus necesidades personales. Aunque quiere una relación íntima, está determinada a defender su terreno. Esta es la mujer de la segunda etapa, que temporalmente se centra en amarse a sí misma.

El hombre de la segunda etapa se dedica al crecimiento personal más que a la adquisición; la mujer de la segunda etapa se dedica a amarse a sí misma en lugar de renunciar a sus propias necesidades, supuestamente en nombre de otro, con la esperanza de recibir amor. La mujer de la segunda etapa ya no depende del amor de otros, tal como el hombre de la segunda etapa ya no depende de personas y cosas externas a sí mismo.

La mujer de la segunda etapa se alza plena, frecuentemente en compañía de otras mujeres de esta misma etapa. Ya no necesita un hombre. Para liberarse de la relación de dependencia del hombre, cultiva su propia energía masculina. Aprende a afirmar sus necesidades con claridad, a dirigirse y a verse con ojos amorosos, en lugar de mirarse a través de los ojos de un amante. Es su propia persona. Ha asumido responsabilidad por sí misma.

La voz feminista es una voz de la mujer de la segunda etapa; celebra su feminidad libre con sus hermanas. Aunque culturalmente las mujeres han estado siguiendo la dirección marcada por los hombres, ahora han aprendido a depender de su propia voz interior y de su sentido de dirección. Ya no se limitan a seguir la guía de un hombre; se permiten ser líderes. Estas mujeres se han liberado no solo de los hombres, sino también de sus propias dudas.

Tal como sus contrapartes masculinas, las mujeres de la segunda etapa son independientes, responsables y se dedican a la transformación interna y externa. De hecho, en la segunda etapa es donde hombres y mujeres son más parecidos. Ambos se dedican a la autorresponsabilidad. Ambos se interesan por la autodefinición y por respetar las fronteras personales. Ambos, por tanto, crean una relación al 50-50.

Tanto a las mujeres como a los hombres de la segunda etapa las palabras «rendición» y «sacrificio» les ponen los pelos de punta. La segunda etapa está relacionada con el poder personal, la autenticidad y con tomar una posición diferenciada como individuo valioso, fuerte e independiente. El hombre y la mujer de la segunda etapa hablan claro: no sigo ninguna doctrina, soy un individuo autónomo.

Como estar completo es tan importante para el hombre y la mujer de la segunda etapa, a menudo intentan equilibrar sus energías sexuales internas. Los hombres cultivan sus energías femeninas y las mujeres, las masculinas. El hombre puede dejar que le crezca el pelo, llevar pendiente, hablar con suavidad, sonreír mucho, expresar sus sentimientos y tener cuidado de no dar su opinión con demasiada contundencia: «Estoy abierto a cualquier cosa». Es posible que la mujer se corte el pelo, que lleve ropa menos sensual, use menos maquillaje, viaje mucho y exhiba confianza al hablar.

La relación al 50-50 entre hombres y mujeres es singularmente tibia. ¿Por qué? Porque, aunque la responsabilidad compartida es mucho más plena que la mutua dependencia, es mucho menos apasionada que el abandono al amor.

Por sí misma, la autorresponsabilidad compartida genera una relación íntima aburrida. Permite entablar una buena amistad, lo que supone ir un paso más allá de una buena esclavitud. Sin embargo, no permite encarnar plenamente la polaridad magnética de las fuerzas masculina y femenina.

Los hombres de la segunda etapa suelen tener miedo de amar libremente a sus mujeres. Por ejemplo, el hombre de la segunda etapa suele escuchar lo que le cuenta su mujer, aunque sin prestarle demasiada atención. Es posible que no le interese lo que le está diciendo, pero cree que debe escuchar, o al menos intentarlo.

Pero ella desea una profunda conexión amorosa, no una escucha pasiva. Él puede elegir darle su amor directa, apasionadamente, sin dudar: «Basta de hablar. Te quiero». Los hombres de la segunda etapa están tan dedicados a su equilibrio interno que tienen miedo de arrebatar a la mujer con el amor desinhibido que satisfaría su deseo más profundo de relaciones íntimas.

La mujer de la segunda etapa, por su parte, suele mostrarse tan cauta para no perder su centro que teme amar libremente a su hombre. No confía en que él honre y aprecie su apertura. Tiene miedo de dar al hombre el tipo de amor devocional que pugna por rebosar de su corazón. Tanto el hombre como la mujer de la segunda etapa tienen cuidado de no ir más allá de sus límites y de no traspasar las fronteras emocionales de su pareja. Son personas «seguras».

Ya hemos visto cómo el hombre de la segunda etapa puede crecer hasta la tercera, pero ¿cómo lo hace la mujer? Al igual que el hombre de la segunda etapa llega a darse cuenta de que se siente incompleto e inacabado, la mujer de la segunda etapa puede percatarse de que sigue buscando el amor. Su corazón sigue anhelando. Continúa sintiéndose vacía, tanto si está en una relación al 50-50 como si no. Para la mayoría de las mujeres, la hermandad no es suficiente, y una mujer de la segunda etapa se siente segura, pero no lo suficiente como para penetrar en los recovecos más profundos de su corazón.

Tal como el hombre de la segunda etapa se queda reducido a cero en el abismo de la futilidad absoluta, la mujer de la segunda etapa se queda reducida a cero en el agujero negro de su profunda necesidad. Falta algo en el centro mismo de su vida. Su fuerza independiente no llena su vacío interno, ni tampoco lo hace la relación al 50-50.

¿Qué puede hacer cuando ni la relación ni la soledad llenan la necesidad de su corazón? Ella debe abandonar su relación y su postura independiente, ambas, y dejarse absorber por el agujero negro de su necesidad antes de poder emerger como una mariposa con alas de amor. Cuando muere la mujer de la segunda etapa, nace la mujer de la tercera. La mujer de la tercera etapa ya no busca el amor, sino que más bien respira amor, se relaja en el amor e irradia amor.

El hombre de la tercera etapa lo abandona todo en nombre de la verdadera libertad; la mujer de la tercera etapa lo abandona todo en nombre del verdadero amor. Ella ya no depende del amor externo y tampoco se limita a su autoamor. Más bien, ella *es* amor encarnado.

Su estado de ánimo no es de necesidad, ni de orgullo, sino devocional. Su mano ya no se aferra ni se aleja, sino que bendice. Ella no ama como debería amar una «esposa», no ama como debería amar una «persona». Ella ama y se abandona al amor sin miedo ni cautela.

En la relación de dependencia, la mujer de la primera etapa *seduce* a un hombre, cuerpo a cuerpo. En una relación al 50-50, la mujer de la segunda etapa *interesa* a un hombre, mente a mente.

En la práctica de la íntima comunión, la mujer de la tercera etapa *encanta* al hombre, corazón a corazón. En la íntima comunión, la atracción repara en la mente, pero esta se diluye rápidamente en el amor. En la íntima comunión, la atracción se expresa a través del cuerpo, pero, en medio de la energía irradiante, el cuerpo se vuelve rápidamente transparente.

La mujer de la tercera etapa no se comporta tímidamente, haciendo valer el poder encantador de su amor femenino; ni se muestra cuidadosa para conservar su identidad personal. Ella sabe que está enamorada y practica dando amor, momento a momento, en un éxtasis de rendición. Esta es la práctica de la mujer de la tercera etapa: dar amor, estar disponible, «te quiero», puesto que el amor es su verdadera naturaleza.

La mujer de la primera etapa es de su marido. La mujer de la segunda etapa se pertenece a sí misma. La mujer de la tercera etapa es amor con forma de mujer. Su identidad no deriva del hombre, pero tampoco de su yo. Su necesidad de identidad prácticamente ha desaparecido en el deslumbrante brillo de su amor.

Ella quería este amor interminable de un hombre, y ningún hombre podía dárselo. Ella quería este amor interminable de sí misma, pero no podía dárselo en la medida necesaria para llenarse completamente. Ahora ha sacrificado su búsqueda del amor porque ha conocido el amor. Ella siente profundamente, en su núcleo, que es amor. Sabe perfectamente que o bien es el amor y da amor, o bien se viene abajo.

La mujer de la tercera etapa sabe que no hay una relación definitiva que buscar, que no hay una perfecta autoaceptación que alcanzar. Comprende que nunca recibirá suficiente amor de una relación ni de su autoaceptación. Pero tampoco los necesita ya. Ella ha descubierto que cuando está en actitud de amor, su vida se llena de amor. Ella se ha dado cuenta de que para *sentir* amor, todo lo que tiene que hacer es *dar* amor. De hecho, ese es el único momento en el que siente amor: cuando ama.

Su búsqueda del amor ha concluido. Es posible que se olvide de amar, pero su recuerdo siempre es el mismo: yo soy amor y te quiero. En el momento presente, ella se dedica a sentir que su cuerpo está siendo vivido, que su respiración está siendo respirada y que su corazón está siendo abierto por el radiante amor que fluye de él de manera natural. Ella se permite ser el movimiento del amor en este mismo momento, es la energía danzante del amor.

LOS DONES DEL AMOR MASCULINO Y FEMENINO

A través de la práctica, el hombre crece etapa tras etapa hacia la plenitud de la conciencia libre, sirviendo a su mujer con la fuerza masculina del amor. Cuando ella se pierde en sus emociones o se siente abandonada, él la llama a estar presente con su humor y pasión, y abre su corazón con su amor penetrante y sin fisuras.

Con la práctica, la mujer crece etapa tras etapa hacia la plenitud de su energía danzante, sirviendo a su hombre con la fuerza femenina del amor. Cuando él está atrapado en su mente o se siente abrumado por la vida, ella encanta su corazón y vivifica su espíritu con su poderosa energía sanadora y la irradiación del amor.

A lo largo de las tres etapas de la relación íntima, el hombre y la mujer se sirven mutuamente con su variedad única de energía masculina y femenina. En la relación de dependencia, el hombre de la primera etapa da energía masculina a su mujer en forma de dinero, afecto y seguridad. La mujer de la primera etapa da energía femenina a su hombre en forma de sexo, admiración y atenciones.

En la relación 50-50, el hombre de la segunda etapa da energía masculina a su mujer en forma de intuición y autodisciplina. La mujer de la segunda etapa da energía femenina a su hombre en forma de intuición y sanación.

En la práctica de la íntima comunión, el hombre de la tercera etapa da energía masculina a su mujer en forma de persistencia intrépida en la verdad. La mujer de la tercera etapa da energía femenina a su hombre en forma de una irradiación permanente de amor que abre el corazón.

Atravesando las etapas de la relación íntima, tanto los hombres como las mujeres se dan cuenta finalmente de que no pueden ganar: lo masculino nunca *adquiere* la absoluta libertad y lo femenino nunca *recibe* el amor absoluto. Más bien, ofreciendo sus dones únicos, hombres y mujeres se ayudan mutuamente a superar las ilusiones de seguridad, necesidad e identidad. Se sirven para potenciar su mutua capacidad de soltar, para dejar de buscar y respirar libremente *como* amor y *como* libertad, en el momento presente.

En la práctica de la íntima comunión entendemos, finalmente, que no tenemos necesidad de ganar nada ni a nadie. Nuestros vientres se suavizan y nuestros corazones se relajan. Sin armaduras, sin luchar, siendo la irradiación desnuda y viviente del momento presente, *somos* eso que siempre está siendo dado. Somos la fuerza misteriosa del amor libre, surgiendo espontáneamente como hombre y mujer, reconociéndose a sí misma, tocándose y disolviéndose en unión consigo misma en el breve drama de nuestras vidas.

7

El uso y abuso de los sustitutos sexuales

Sustitutos

En nuestra búsqueda de realización sexual y emocional, solemos buscar y utilizar fuentes de energía masculina y femenina no humanas. A veces nos aproximamos a dichas fuentes conscientemente, aunque muchas otras ignoramos hasta qué punto cedemos a estos vínculos sexuales no humanos. Comprendiendo el poder curativo, y también debilitante, de los sustitutos sexuales, podemos aprender a fortalecer nuestra esencia sexual, siempre que los usemos adecuadamente. Además, podemos cultivar el pleno flujo de polaridad sexual en la relación íntima de nuestra elección, en lugar de dejar que nuestro flujo sexual «gotee» durante todo el día a causa de los sustitutos.

La geografía del sexo

Tú *la* sientes. Ella aún se sigue moviendo a tu alrededor, acariciando tu piel. Su aliento te hace cosquillas en la oreja y su cálido aroma penetra en tu nariz. Presionas tu lengua contra ella y sus dulces jugos se derraman, goteando por las comisuras de tus labios, mezclándose con las perlas de sudor que cubren tu cuello y tu pecho.

En otro tiempo y lugar, estabas con *él*, aprendiendo nuevas habilidades de él y amando cada minuto que pasabas con él. Su energía era tan intensa y nutricia que te sentías energizada por él. Cada día, él te ofrecía muchas oportunidades de hacer dinero, presentándote nuevos amigos y clientes, quedándose contigo hasta altas horas, dándote un empujón para que fueras más allá de ti misma y alcanzaras la perfección. Él entró en tu vida completamente. Podías sentir su intensidad dentro de ti, proveyéndote el ritmo conductor que te ayudaba a pasar el día. Por la noche, él te ofrecía buenos restaurantes, cines, teatro o baile. Siempre estaba dispuesto a mostrarte algo nuevo y nunca se hallaba más lejos de una llamada telefónica.

¿Quiénes son estos amigos maravillosos, ella con sus jugos fragantes y sus cálidas caricias, y él con su apoyo constante y sus interesantísimos planes de futuro? No son fantasías. Ni siquiera son personas. De hecho, son lugares. Son las aguas suaves y sedosas y las dulces frutas de Hawái, y las noches intensas, estimulantes y tremendamente productivas de Nueva York.

A menudo nos relacionamos sexualmente con nuestro entorno sin saberlo. Al igual que los seres humanos, los lugares pueden ser, en mayor o menor medida, masculinos, femeninos o neutros. Los lugares más femeninos, como Hawái, nos estrechan en sus cálidos brazos y disipan nuestras preocupaciones con su radiante belleza. Los lugares más masculinos, como Nueva York, nos mueven con su energía direccional y con la fuerza de su intención. Es posible que no pensemos en ello, pero a veces queremos ir a un lugar porque no estamos expresando energía sexual en nuestra vida íntima.

Y somos especialmente proclives a la sexualidad geográfica cuando no estamos «satisfechos» con nuestra pareja humana.

Tal vez estés soltero o en una relación despolarizada con una pareja que ya no te ofrece su intensa esencia sexual. Cuando estamos en una relación al 50-50 podemos anhelar un intenso amor masculino o femenino, puesto que a menudo no lo obtenemos de nuestra pareja. Cuando nuestra esencia sexual no está emparejada en una relación satisfactoriamente polarizada, solemos buscar inconscientemente energía sexual de maneras no reconocidas.

Tomando conciencia de los principios de la geografía sexual podemos llegar a entender el uso inadvertido que hacemos de los lugares como sustitutos sexuales. Podemos descubrir cómo estas «relaciones» geográficas inconscientes afectan a nuestras relaciones íntimas y nos impiden ir más allá del típico estancamiento de la relación al 50-50.

Si empezamos a confiar en el intercambio sexual con nuestro entorno en lugar de reaprender a intercambiar energía sexual con nuestra pareja, podemos retrasar nuestra evolución desde la relación al 50-50 a la íntima comunión.

Por otra parte, a veces tu pareja no estará disponible por una razón legítima, o tal vez ahora mismo no tengas pareja. Si tienes una fuerte esencia masculina o femenina, te sentirás incompleto como un imán de un solo polo, queriendo atraer y ser atraído. Deseas estar en una relación polarizada con la esencia sexual opuesta, pero temporalmente eres incapaz de conectar con una persona de esas características.

En este caso puedes aprender a abrazar conscientemente el lugar de tu elección como un amante, haciendo un viaje a las montañas nevadas, a un lago aquietado o quizá a una ciudad especial. Así puedes curar y rejuvenecer tu esencia sexual estresada o cansada, particularmente cuando tu pareja es incapaz de darte lo que necesitas por una razón u otra. Este tipo de «relación» suele ser benéfica para todos los implicados, independientemente de la etapa relacional en la que estés.

Tener un romance con un lugar masculino o femenino

Cuando desees la compañía de lo femenino, ve a un lugar como Hawái. Su abundante vida vegetal te rodea de verdes tropicales y de múltiples tonos de rojo. Las finas arenas de sus playas se pegan a los dedos de tus pies como los besos traviesos de un amante, para recordarte un día de salvajes caricias oceánicas y el dulce jugo de guayabas, mangos y papayas. Tus preocupaciones se van disipando a medida que relajas cada centímetro de tu cuerpo en sus sensuales aguas, que unas veces te acarician suavemente el ombligo y en otras te absorben más allá de tu control.

Dondequiera que vivas, lo femenino se halla en cualquier lugar que irradie energía natural y rejuvenecedora, un lugar que te alimente de vida en lugar de agotarte, un lugar que potencie el resplandor de tu corazón en lugar de poner a prueba tu capacidad de éxito. Si estás en Denver, por ejemplo, puedes ir a un río cercano para pasar la tarde en compañía de su sonrisa femenina, siempre en actitud de espera, dispuesta a recibirte tanto si solo quieres introducir un pie como si prefieres sumergir todo tu cuerpo. Sus pájaros cantores y sus sedantes ondulaciones te acogen en un abrazo de refrescante relajación. Si no tienes una pareja que esté dispuesta a darte la energía sensual y nutricia de lo femenino, no te dejes morir de hambre: sus brazos acogedores te esperan en algún lugar cercano.

Si quieres la compañía de lo masculino, ve a un lugar como Nueva York. Su intensa energía te llenará hasta el límite y no podrás escapar de sus enormes rascacielos. Aprenderás a decidir sobre la marcha, porque, aunque se te ofrecen todas las oportunidades posibles para lograr tu objetivo, Él sigue adelante tanto si estás a su lado como si no. Noche y día, Él persiste en su misión, como una locomotora de vapor orientada hacia algún destino importante; todo lo que tienes que hacer es aprender a montarte en el tren. Por debajo de sus tonos gris asfalto aparentemente estoicos, de sus trajes grises y de sus edificios grises, se esconde uno de los lugares más intensamente activos en los campos de las artes, la ciencia y el comercio. Y todo está allí; se te ofrece en bandeja si eres suficientemente apto para conseguirlo.

Lo masculino toma su lugar en todo el mundo, no solo en Nueva York. La cualidad de lo masculino puede hallarse en muchos lugares, desde mesetas rocosas hasta oficinas con aire acondicionado. Hay montañas que escalar, desiertos que atravesar, mercados que conquistar y propiedades inmobiliarias que vender. Estás en compañía de lo masculino en cualquier momento en que compites contigo mismo, con otros hombres y mujeres o con el terreno dificultoso. Su energía orienta tu propósito como la aguja de una brújula, dirigiendo tu atención hacia el objetivo del momento. A medida que resuenas cada vez más con lo masculino, te concentras, te orientas hacia el objetivo y estás dispuesto a atravesar cualquier obstáculo para llegar a la meta.

Aunque no vivas en Hawái ni en Nueva York, puedes tener en cuenta estos dos ejemplos extremos para ayudarte a entender si te relacionas con un entorno más masculino o femenino, o con una combinación de ambos. Hawái te nutre. Nueva York te pone a prueba. Hawái te invita a sentir su naturaleza curativa. Nueva York pone a prueba tu capacidad de pensar y actuar. Si has estado trabajando duro y tu mente, cuerpo y corazón desean alivio y sentirse rejuvenecidos por una poderosa fuerza curativa, entonces ve a Hawái. Si estás esperando un golpe de suerte, preparándote para jugar en la liga profesional o dispuesto a mejorar tu marca personal, entonces ve a Nueva York.

LOS SUSTITUTOS SEXUALES PUEDEN DEBILITAR TU ESENCIA

La geografía sexual es real. Puedes ir a ciertos lugares para sentirte curado y vivificado por la energía femenina, y a otros para dejarte mover por la energía masculina. Vayas donde vayas, la geografía sexual del lugar afectará tu conducta, tus ritmos, ambiciones y relaciones. Los consortes geográficos que elijamos afectarán la totalidad de nuestra vida. Y precisamente por eso los elegimos: a menudo, sin saberlo, deseamos la compañía de una fuente no humana de energía masculina o femenina porque no tenemos un compañero que nos dé lo que queremos.

A menudo elegimos un lugar donde vivir porque no tenemos pareja, o porque no estamos recibiendo suficiente energía masculina o femenina de nuestra pareja íntima para satisfacer nuestras necesidades sexuales profundas. De modo que aceptamos un sustituto. En lugar de convertirnos en el tipo de persona que evocaría una profunda comunión sexual en la relación íntima, tomamos el atajo más fácil y tenemos una aventura no humana. Al hacerlo, nuestra esencia sexual se debilita. Nuestras relaciones se despolarizan y empezamos a depender más de los sustitutos sexuales.

Frecuentemente dependemos de los sustitutos sexuales para satisfacer lo que nos falta, especialmente en las relaciones al 50-50. Después de todo, es mucho menos exigente ir a la playa o invertir energía en nuestra profesión que desarrollar una relación íntima. Cuando nuestra esencia sexual se empareja con un sustituto no humano tiene menos oportunidades de crecer que en una relación polarizada con una pareja de nuestra elección. Empezamos a conformarnos con una vida íntima mucho menos apasionada y profunda de lo que es posible. Nos vamos acercando cada vez más a la relación neutral, aunque nuestra verdadera esencia sexual sea más masculina o más femenina.

En lugar de depender de sustitutos para sentirnos satisfechos, podemos aprender a reclamar, rejuvenecer y alentar vida en nuestra verdadera esencia sexual. Una esencia sexual vivificada brilla como un don y actúa como el faro que atrae una pareja adecuadamente polarizada, o bien sirve para «activar» a nuestra pareja actual, evocando en él o ella una fuerza emocional-sexual más poderosa. Cuando no dependemos de sustitutos, nuestra esencia es libre de practicar la polaridad sexual en íntima comunión. Podemos dar y recibir vivificantes dones de amor con nuestra pareja en lugar de conformarnos con la carencia diaria de masculinidad o feminidad y de buscar sustitutos para llenar el vacío.

Sustitutos sexuales femeninos

Supón que, como muchas personas de nuestros días, estás en una relación al 50-50 en la que tanto tu pareja como tú trabajáis muy duro en empleos de corte masculino y al final del día ambos estáis demasiado estresados como para ofrecer energía femenina. Ninguno de los dos recibe suficiente energía vivificante, sanadora y sensual. De modo que es posible que quieras «conseguirla tangencialmente». ¿Cómo te sientes cuando no tienes suficiente energía femenina en tu vida?

Básicamente, tu vida diaria se vuelve monótona. Llegáis del trabajo agotados. ¿Quién va preparar la cena hoy? ¿Quién va a recoger a los niños? Ninguno de los dos tenéis energía para hacer gran cosa.

Finalmente, os vais a la cama juntos. Tu pareja quiere un masaje. Bien, de acuerdo. Le das un pequeño masaje y después te das la vuelta para poder recibir otro. Pero tu pareja ya está roncando. No has tenido suerte. No hay energía curativa para ti esta noche.

Cuando no consigues suficiente energía femenina, te sientes cansado y emocionalmente parco. Te sientes sin vida por dentro y empiezas a ansiar que alguien cuide de ti, que cocine para ti, que te masajee, que te encante y te deleite. Demandas más y más de esta energía femenina a tu pareja, y si no la consigues la buscas en otra parte. Es posible que intentes tener una aventura con lo femenino en una forma no humana.

El alcohol y las drogas, en general, se usan como sustitutos de lo femenino. Cualquier droga que suavice tus filos, que alivie tu mente, que relaje tu cuerpo y abra tu corazón te está ofreciendo energía femenina. Lo femenino te acaricia y te encanta, tanto si viene de un porro de marihuana, de unas cervezas frías o de un cálida inyección de heroína.

Por otra parte, la cualidad de lo masculino se encuentra en cualquier droga que te impulse hacia delante, que te mantenga en la cabeza y que te motive para conseguir tus objetivos y superar cualquier obstáculo que pueda interponerse en tu camino. Drogas como la cafeína, las anfetaminas y la cocaína te dan ese filo masculino, ese empujón hacia delante. Al igual que cualquier sustituto, cuando nos emparejamos regularmente con una droga nuestra esencia sexual está menos disponible para la unión profunda con la compañía íntima que hemos elegido.

Además de buscar lo femenino en el tabaco, en la bebida o en las píldoras, también podrías buscar lo femenino en forma humana, bien como amigo o como amante. Si tu energía masculina está muy desarrollada y siempre estás estimulando, analizando y dirigiendo a otros, te sentirás más atraído por una pareja que encarne los aspectos radiantes, curativos, vivificantes e incluso salvajes de lo femenino. Una pareja así equilibrará dinámicamente la feminidad de la que careces. Por ejemplo, no deja de ser habitual que una megaestrella del mundo de los negocios elija una consorte muy bella pero con poca determinación, tal como tú podrías decidir ir a Hawái en lugar de Nueva York para relajarte en su energía femenina, curativa y sensual.

Un hombre también podría sustituir una o más relaciones de «amistad» informales con mujeres por un profundo compromiso con el amor en la relación íntima polarizada. Su esencia masculina se siente parcialmente completada y satisfecha en los intercambios sutiles de energía sexual que consigue pasando mucho tiempo con sus amigas mujeres, aunque no hagan otra cosa más que hablar. Es como si tuviera muchas relaciones «sexuales» superficiales en lugar de una práctica profundamente involucrada y comprometida en su relación íntima.

Con el tiempo, su presencia sexual disminuye: se está «perdiendo» en sus relaciones informales. Por supuesto, esto es igualmente válido para hombres y mujeres. Los sustitutos sexuales inconscientes, incluso en la forma de la satisfacción sexual sutil que obtenemos cuando dedicamos tiempo a hablar con amigos del sexo contrario, pueden debilitar nuestra esencia sexual y reducir nuestro don como pareja potencial en la práctica de la íntima comunión.

Llevemos la situación un poco más lejos. Imagina que un hombre ha elegido, en lugar de visitar Hawái, vivir allí. Incluso ha conseguido disfrutar de un cita diaria con esta fuente tropical de energía femenina: se pasa la vida haciendo surf, navegando en kayak o haciendo excursiones a pie. Entra en sus radiantes aguas y en sus salvajes junglas cada día.

Pregunta a un surfista: «Si pudieras tener la ola perfecta, en cada ola, durante tres meses, o la relación íntima perfecta con una mujer cada día durante tres meses, ¿qué elegirías?».

Un surfista, o alguien como él, ya dispone de una fuente de energía femenina en forma de agua. ¿Qué experiencia puede ofrecerle una mujer humana que no consiga ya en el mar? Él se siente bañado y nutrido por Ella. Él se desliza por sus subidas y bajadas. Ella es imprevisible, siempre viva y fresca. A veces, Ella lo eleva a la gloria, al momento perfecto de unión íntima. A veces sus caprichos están a punto de ahogarlo, al lanzarlo contra las rocas o arrastrarlo tan lejos de la orilla que solo le queda preguntarse si está loco por someterse a algo así.

¿Por qué un hombre así se comprometería con una única mujer que tiene sus propias necesidades? ¿Por qué cargar —podría preguntarse— con una relación profundamente comprometida cuando la mayor parte de sus necesidades de feminidad ya están siendo satisfechas por la húmeda y radiante fuente femenina que siempre está allí para él, dispuesta a ofrecerle la mejor experiencia de su vida?

Los surfistas, esquiadores y otros hombres con esencias masculinas que se dedican a abrazar las fuerzas salvajes de la naturaleza son los menos proclives a comprometerse plenamente en una relación íntima con una mujer. La razón por la que un hombre de esencia masculina elige a una mujer femenina (u hombre) como pareja íntima, en lugar de una mujer más masculina (u hombre), es que desea abrazar, y ser abrazado, por lo femenino. Él quiere estar en comunión con lo femenino en la relación íntima.

Él desea entrar profundamente en Ella y moverse con sus energías, como un surfista entregado a su pasión. Él está dispuesto a ser curado por la fuente femenina, y también está dispuesto a ser un experto en sus estados de ánimo y sus peligrosas corrientes. Si ya está abrazando, experimentando y siendo curado por lo femenino en la naturaleza, hará falta una mujer muy especial, una mujer que sea más mujer que esta fuente acuosa de fuerza femenina, para atraerlo y alejarlo de su compromiso con el surf. Pregunta a cualquier mujer que lo haya intentado.

Sustitutos sexuales masculinos

Imagina que eres una mujer que se acaba de divorciar. Mientras estabas casada, te dedicaste a desarrollar tus talentos artísticos, hiciste algunas exposiciones menores en las galerías locales e incluso vendiste algunos cuadros. Pero ahora que vuelves a estar soltera quieres hacer del arte tu profesión. De modo que te trasladas a una ciudad grande, encuentras un agente, haces contactos en el mundo del arte, aprendes de otros artistas y te dejas inspirar por exposiciones, museos y por el ritmo de la vida nocturna. Te has trasladado a la gran ciudad por la energía de lo masculino: direccional, perseverante, apasionadamente activa y orientada hacia el éxito.

En efecto, estás teniendo una aventura con la ciudad, al igual que el surfista tiene una aventura con el mar. Te dejas mover por su energía; te dices a ti misma: «Estoy aquí por un motivo. Voy a conseguir mi objetivo. Voy a aprovechar los recursos que me ofrece la ciudad».

Y entonces conoces a un hombre.

Algo encaja entre vosotros la primera vez que os encontráis. Pero tú estás de camino a una cita y no tienes mucho tiempo para conversar. Unos días después, cuando te encuentras con él en el museo para comer, abres tu agenda y quedáis para cenar en Chez Renée el sábado siguiente. Llega el sábado y recuerdas que esa tarde abre sus puertas una galería importante. Realmente deberías acudir. De modo que lo llamas y le pides que se encuentre contigo en la fiesta de apertura de la galería en lugar de en el restaurante.

Él se presenta en la fiesta con un gran ramo de flores para ti, y tu corazón se funde. Pero, de repente, con el rabillo del ojo ves al señor «Muchodinero», uno de los mayores mecenas de la ciudad. Como no quieres perder la oportunidad, lo coges del brazo y te lo llevas a conversar con el señor Muchodinero.

La velada continúa hasta que el hombre se vuelve hacia ti y te dice: «Mira, he venido aquí para estar contigo. ¿Quieres estar conmigo o prefieres estar con todos los demás asistentes a la fiesta?». Tú lo miras, tomas otro sorbo de café, y le dices: «Lo siento. No debería haberte hecho venir. Ahora estoy ocupada. Te llamaré mañana».

El compromiso de una mujer con su misión masculina puede frustrar a un hombre que preferiría ser la principal fuente de energía masculina para ella. El romance no humano no es muy diferente del humano. Es excitante para los participantes, pero la persona excluida se siente engañada.

El compromiso del surfista puede ser el de mantenerse en pie sobre las olas; el culturista puede estar dedicado a alisar las curvas de su cuerpo; el esquiador, a deslizarse por las pendientes, y el marino, a navegar en el misterioso mar. Asimismo, la mujer de negocios puede estar comprometida con la energía de su propia ascensión en la gran ciudad. Su impulso la mueve a intentar conseguir un hito importante. Y así como el compromiso del levantador de peso con la curvatura de su figura en el espejo puede frustrar a la mujer que preferiría ser su principal objeto de atención, la devoción de la mujer de negocios por su misión masculina frustrará al hombre que preferiría ser el principal receptor de su devoción.

En un lugar como Nueva York, los hombres se pueden sentir frustrados porque sus parejas potenciales mantienen relaciones sexuales con la vigorosa y rápida energía de la ciudad, y se sienten plenas ante su movilidad vertical y las vistas de sus rascacielos, como si la energía las tomara del brazo y las llevara de una oportunidad dorada a la siguiente. En un lugar como Hawái, las mujeres pueden sentirse frustradas porque sus parejas potenciales tiene un compromiso previo con el surf, la arena caliente de la playa, y los frondosos y fértiles valles llenos de árboles frutales. Vivas donde vivas, cualquiera que sea tu profesión, puedes descubrir que tu pareja está en una relación más o menos sexual con su lugar y profesión.

En compañía de hombre y mujer

Si te dejas guiar por tu agenda y te sientes llevado a perfeccionar tu agudeza mental, tu autodisciplina, tus negocios o tus habilidades artísticas, entonces estás en compañía de lo masculino.

Cuando los hombres están en compañía de lo masculino se hacen más masculinos; por tanto, se sienten más polarizados en sus relaciones íntimas con las mujeres. Por ejemplo, después de realizar una gran operación en el mercado de valores o de marcar un gol en el campo de fútbol, el hombre se siente recargado, lleno de poder masculino y muy dispuesto a compartirlo con su mujer.

Sin embargo, cuando las mujeres están en compañía de lo masculino, tienden a perder la conexión con su esencial sexual femenina (a menos, naturalmente, que su esencia sexual sea masculina). Abriéndose a la energía de lo masculino durante todo el día, haciendo circular energía masculina por su cuerpo durante todo el día, no se sienten tan llenas de radiación femenina y sí de dirección masculina. Una mujer que acabe de cerrar una gran operación en el mercado de valores se sentirá, casi con certeza, más llena de energía masculina que femenina: probablemente levantará el puño y gritará: «¡Victoria!», en lugar de relajar cada centímetro de su cuerpo e irradiar fuerza femenina.

La mujer que hace circular energía masculina por su cuerpo durante todo el día empieza a desear que la energía femenina externa la complete, tal como le ocurre a un hombre. Desea que lo femenino venga a ella al final del día: un masaje relajante, un baño caliente, una comida deliciosa o cualquier otra forma de energía femenina y vivificante para relajar su mente, llenar su cuerpo de vida y acariciar su espíritu.

El problema podría empezar si ella deseara recibir regularmente esta energía femenina de su pareja: cuando ella quiere que su hombre la escuche más, que le dé apoyo en su búsqueda del éxito, que la cuide afectuosamente cuando está cansada y que aliente vida en su alma fatigada. Esto está bien temporalmente, o incluso permanentemente, si la esencia sexual de su pareja es, de manera natural, más femenina. Pero cuando queremos que nuestra pareja nos dé continuamente una energía que no es propia de su esencia sexual, podemos esperar problemas en nuestra relación íntima.

Por otra parte, en compañía de lo femenino las mujeres se vuelven más femeninas, tal como se ve en las actitudes y en los encantadores, vivaces y coloridos vestidos de las mujeres de los trópicos. Las mujeres hacen circular energía femenina por sus cuerpos cuando están en compañía de la fuerza femenina. Después de pasar tiempo riéndose con sus amigas íntimas, caminando por prados en flor, danzando con su música favorita o expresando su creatividad personal, la mujer está llena de fuerza femenina y muy preparada para estar con su hombre.

Pero los hombres se despolarizan por la constante compañía femenina. Un hombre que beba cerveza o fume marihuana continuamente, que esté todo el día haciendo surf o tocando la guitarra bajo los árboles, tiene menos probabilidades de tener la intensa integridad direccional que hace falta para establecer un compromiso a largo plazo con una mujer. Este tipo de hombre despolarizado ha sido caricaturizado en los estereotipos del fumador de marihuana soñador, del vagabundo playero o del músico «ámalas y déjalas».

Para fortalecer y vivificar tu núcleo emocional y sexual, pasa tiempo en compañía de una fuerza sexual *similar* a tu esencia sexual innata. Si pasas mucho tiempo en compañía del sexo opuesto (profesional, geográfica o humanamente), asegúrate de rejuvenecerte pasando el mismo tiempo en compañía de tu fuerza sexual innata. Si tienes una esencia sexual masculina, pasa una cantidad de tiempo importante en compañía exclusivamente masculina o en ambientes desafiantes, autodisciplinados, donde tengas que enfocarte en una dirección concreta, bien sea practicando un deporte, haciendo una práctica meditativa o empleando tus dones creativos para conseguir un objetivo. Si tienes una esencia sexual femenina, dedica un tiempo sustancial a estar en compañía exclusivamente de mujeres o bajo el poderoso flujo de la fuerza de vida natural, bailando, en contacto con la naturaleza, dejando que tu cuerpo exprese espontáneamente tus dones creativos y haciendo el amor apasionadamente.

Siempre que tengamos cuidado de nutrir nuestro núcleo emocional y sexual con la fuerza de su energía innata, masculina o femenina, podemos pasar la jornada laboral siendo todo lo masculinos o femeninos que queramos sin que se produzcan efectos nocivos, independientemente de nuestra esencia sexual o de nuestro sexo.

Los resultados de la geografía sexual

¿Qué les ocurre a las parejas de las mujeres de negocios muy enérgicas y de los hombres sin dirección? Lo masculino y lo femenino siempre van juntos, entrelazados en un intercambio dinámico de llenar y ser llenados, de dar y recibir, guiándose y vigorizándose uno al otro. Si él no lo hace, ella lo hará. Si un hombre creativo pero sin dirección no da energía masculina a su mujer, ella la desarrollará por sí misma. Si una mujer de éxito pero estresada no da su energía femenina, él la creará dentro de sí mismo o la buscará en otra parte.

Olvidamos lo extremadamente sexual que puede ser un lugar. Nueva York es tan masculino que la visión de una persona apresurada y enfundada en su traje gris, mirando el reloj mientras pisa una basura, es tan común que apenas se nota. ¿Qué sensación produciría encontrar en las calles de Nueva York a una mujer en biquini, con la piel bronceada y perlada de fino sudor, con una guirnalda de flores alrededor del cuello y caminando lentamente a un ritmo indescifrable, oliendo las flores y saludando a los desconocidos con una gran sonrisa y ojos radiantes? Esto es algo habitual en un lugar tan femenino como Hawái, donde una persona presa del reloj, en traje de negocios, que ignorara totalmente su entorno provocaría sonrisas de simpatía en los turistas ociosos.

Entender la geografía sexual nos permite predecir qué aspectos de la relación íntima serán más fáciles o difíciles, dependiendo de dónde vivamos. En un lugar masculino como Nueva York, tanto a los hombres como a las mujeres les costará más conectar con lo femenino. En un lugar femenino como Hawái, tanto a los hombres como a las mujeres les costará más conectar con lo masculino.

En Hawái, hombres y mujeres están rodeados por lo femenino todo el día y toda la noche. Por tanto, los hombres siempre tienen la opción de estar en compañía femenina —haciendo surf, por ejemplo— y las mujeres siempre están compitiendo con estas fuentes alternativas de feminidad por la atención de sus hombres. Así, la manera de vestir en Hawái es extremadamente femenina, sensual, colorista y reveladora de las curvas corporales: la mujer tiene que ser toda una mujer para destacar por su feminidad en Hawái. Y esto es difícil para una mujer cuya pareja sea un vago playero, sin propósito en la vida, que le obligue a tomar todo el día un papel muy masculino para salir adelante económicamente.

En un lugar como Nueva York, los hombres y mujeres están rodeados de lo masculino día y noche. Por tanto, las mujeres siempre tienen la opción de contar con compañía masculina —pueden aferrarse a sus citas y a su teléfono móvil—, y en este tipo de lugares los hombres siempre están compitiendo con las ambiciones profesionales de sus mujeres y sus apretadas agendas. En Nueva York la forma de vestir es extremadamente masculina, bien planeada, funcional, a veces incluso protectora y frecuentemente orientada a conseguir el éxito. Un hombre o mujer tiene que ser muy masculino para triunfar en Nueva York. Esto hace que al hombre le resulte difícil encontrar una mujer que se comprometa a ser su fuente de energía femenina.

Otros sustitutos sexuales

Las energías masculinas y femeninas no solo se asocian con lugares geográficos; a veces sustituimos la pareja sexual por un hijo. Puede que aunque no tengamos contacto sexual con él, lo usemos para satisfacer sutilmente nuestra necesidad de fuerza masculina o femenina. Por ejemplo, cuando dejamos que el desarrollo profesional o una determinada capacidad de nuestro hijo dirija nuestras decisiones, nos relacionamos con nuestro hijo como si de una fuerza direccional o masculina se tratara, y esto suele ser causa de celos entre los padres: «Prestas más atención a nuestro hijo que a mí».

Nos relacionamos con nuestro hijo como una fuerza femenina cuando dependemos de él o de ella para compartir caricias amorosas o risas espontáneas, cuando hacemos hincapié en la belleza del niño y en su capacidad de vivificarnos y de traer placer a nuestras vidas. A veces, nuestro hijo se convierte en nuestra fuente más inmediata y dispuesta de energía masculina o femenina. Esto puede ser una forma natural y deliciosa de compartir, pero también puede ser motivo de celos entre los miembros de la pareja. Más raramente puede llegar a tomar la forma de abuso sexual manifiesto.

También podemos intentar satisfacer nuestra necesidad de masculino o femenino abrazando inconscientemente animales, compañeros imaginarios o fetiches que convertimos en proveedores de flujo sexual sutil.

Por ejemplo: él es su protector, su compañero de toda la vida, su pareja comprometida. Ella le confía todo y él nunca le falla. Él siempre está presente en los momentos difíciles, siempre atento y apoyándole en sus necesidades. A ella le gusta sentir su fuerza cuando se enfrentan, aunque sabe que él nunca le hará daño. Él es obstinado y podría interrumpirle cuando habla por teléfono, o incluso puede despertarla de un sueño profundo para conseguir lo que desea, pero ella siempre se siente apreciada. Ella ama a su pastor alemán, su consorte más leal.

Otro ejemplo: a él le encanta admirar su forma lisa y estilizada. Él adora las líneas de su cuerpo y la enjabona con sus propias manos, extendiendo el gel por su parte anterior, a lo largo de sus hermosas curvas laterales para acabar con largas caricias por la parte posterior. En público, él se siente muy celoso y vigila a cualquier hombre que se ponga al lado de ella. Pero cuando están a solas, le encanta excitarla y sentir cómo ronronea en respuesta a su contacto, mientras sus dedos expertos se deslizan por sus partes íntimas, calentándola y enfriándola sucesivamente. Él espera ansiosamente el fin de semana para pasarlo con ella, yendo a la playa y presentándosela a sus amigos, aunque a veces su esposa se enfada por la cantidad de tiempo, dinero y energía que dedica a su nueva berlina.

Si te das cuenta de que tu pareja o pareja potencial ha elegido un sustituto emocional o sexual, ten cuidado. Su esencia sexual podría estar comprometida con una polaridad no humana. No siempre es fácil romper los viejos hábitos de la sustitución sexual, liberando nuestra energía esencial para dar el paso siguiente más allá de la relación al 50-50. Así que date por avisado.

Tu pareja masculina puede haber elegido dedicar su atención a una fuerza femenina sustitutoria en forma de coche, tabla de surf, barca, marihuana, música o muchas otras energías sensuales, bellas y rejuvenecedoras. En tal caso, es menos probable que él se comprometa a darte su amor masculino y a recibir tu amor femenino en una relación íntima.

Tu pareja femenina puede haber elegido un sustituto de la fuerza masculina en forma de una profesión, de una agenda repleta, de un animal, una ciudad, una misión o cualquier otro modo de llenar su vida de propósito, dirección y objetivo. En tal caso, es menos probable que se comprometa a darte su amor femenino y a recibir tu amor masculino en una relación íntima.

Más allá de los sustitutos sexuales

La profesión de una mujer raras veces entra en su corazón y la colma con el tipo de amor y plenitud emocional que puede darle un buen hombre: un hombre en el que ella pueda confiar, un hombre lleno de pasión y presencia amorosa. Y la búsqueda masculina de la ola perfecta, del bíceps perfecto o de la pendiente de nieve perfecta puede distraer al hombre del propósito profundo de su vida, como lo hará la búsqueda obsesiva de la mujer perfecta. Debemos dejar atrás estas iniciativas extraviadas antes de disponernos a practicar el amor en íntima comunión.

La clave de las relaciones íntimas es el amor, y la clave del amor es la confianza. Es menos probable que un hombre o una mujer que tenga una aventura con un sustituto sexual esté totalmente presente y comprometido con el amor humano. Por tanto, él o ella no son plenamente fiables. No puedes esperar que una pareja así se comprometa a amarte plenamente, ya que estará demasiado distraída por el sustituto sexual. Incluso es posible que tu pareja no esté dispuesta a dejar el sustituto sexual y a comprometerse con la relación, rindiéndose a ti en un abrazo vulnerable en lugar de a su profesión, a su hijo o al club de golf.

Si no consigues lo que quieres de tu pareja, probablemente no te sentirás movido a ofrecerle tu esencia sexual. Piensas: «Mientras mi pareja mantenga su hermetismo, yo también lo haré». Cuando se produce un estancamiento de este tipo, solemos intentar establecer una relación 50-50 para al menos poder «decir lo nuestro» y compartir responsablemente el dinero y las obligaciones. Además, una relación al 50-50 es segura. Raras veces se nos pide que compartamos con nuestra pareja desde la profundidad vulnerable de nuestro ser sexual, lo cual nos va bien, puesto que nos resistimos a regalar nuestra esencia sexual cuando no confiamos en que nos devuelva lo mismo.

Resistirse a la energía sexual

Suele ser difícil intercambiar amor humano en una relación sexual porque la mayoría de nosotros tenemos resistencias a las demandas del sexo y del amor. Una de las principales razones por las que reemplazamos las relaciones íntimas por sustitutos es esta resistencia a la sexualidad profunda, resistencia que muy pocos estamos dispuestos a admitir. Muy pocos estamos en ese estado de rendición constante que nos permite alcanzar la unión sexual perfectamente vulnerable con nuestra pareja. ¿Cuántos de nosotros tenemos regularmente a nuestra pareja cerca de nuestro corazón, mirando profundamente en sus ojos, fundiéndonos con él o ella, rindiéndonos, abriéndonos y dando tanto de nosotros que ambos, hombre y mujer, nos disolvemos en la resplandeciente dicha del amor?

Esta no es una pregunta metafórica. Casi todos nos resistimos a relajarnos en un abrazo completamente vulnerable con nuestra pareja. Tenemos miedo de «que nos hagan daño» o de comprometernos con el amor.

Es posible que nos hicieran daño cuando éramos niños, bien literalmente, en forma de abuso sexual, o menos literalmente, pero de manera igualmente real, en forma de abuso emocional. Hemos aprendido a protegernos. Hemos aprendido a no dejar que nadie entre en nosotros. Nuestros corazones siempre están protegidos y hemos endurecido nuestro exterior.

Pero, por dentro, anhelamos el amor. Anhelamos ser tocados. Anhelamos que lo masculino o lo femenino toque nuestro corazón.

Dos aspectos masculinos del mundo son el «control» y la «penetración». Si por algún motivo nos resistimos a lo masculino, nos resistiremos a ser controlados o penetrados. Por ejemplo, cuando estamos cerca de una persona afilada y muy angular, podríamos sentarnos con los hombros tensos, cruzar los brazos y cerrar el pecho para impedir que nos penetre. O las señales de que nuestra pareja está enfadada podrían darnos miedo. Cuando nuestra pareja nos grita o nos agarra abruptamente, es posible que nos quedemos congelados y nos cerremos, acorazándonos a la entrada de su energía masculina.

También hay otros modos de resistirse a lo masculino. Por ejemplo, algunas mujeres se resisten a lo masculino negándose a «dejarse sujetar» por las exigencias de un hombre. Estas mujeres atraerán a hombres más femeninos, hombres que no sean muy exigentes, al tiempo que serán atraídas por ellos. «No voy a dejar que ningún hombre me diga lo que tengo que hacer», podría pensar ella para sí, e incluso decirlo en voz alta.

De hecho, la negativa de la mujer a lo masculino puede ser tan completa que siempre esté luchando con la disciplina y la autodisciplina, que son expresiones de la fuerza masculina. Es posible que externamente parezca autodisciplinada, pero su vida secreta está regida por la obsesión: en la oficina se ajusta impecablemente al horario, pero en la intimidad del hogar se come medio kilo de helado. Ella sueña con un hombre en el que pueda confiar totalmente, y dice a sus amigas que los hombres no la merecen. Detesta que le digan qué tiene que hacer y pasa las veladas leyendo novelas románticas, llenas de hombres fuertes y apasionados que arrebatan a mujeres que se ruborizan y desmayan. No hay nada que le gustaría tanto a su esencia femenina como ser amada por un hombre fuerte, y sin embargo su personalidad la defiende de la fuerza masculina.

Si eres una mujer que está considerando adoptar como pareja a otra mujer, recuerda esto: tal como responda al control, tal como responda a la disciplina, así se relacionará con la fuerza masculina. Si lucha con la disciplina, puedes esperar que se produzca una batalla. Si se resiste al control, espera resistencia en la relación.

Por otra parte, una mujer que responde con buena disposición a la disciplina saludable y a la autodisciplina, y que renuncia alegremente al control cuando sabe que es por su bien, tiene una buena relación con la fuerza masculina. No es una pelele, pero tampoco se resiste tanto a ser guiada como para que tu fuerza masculina se encuentre siempre con una actitud iracunda y resistente.

¿Y qué pasa si eres una mujer y estás considerando la posibilidad de mantener una relación íntima con un hombre?

El hombre se relaciona con la energía vital de la totalidad del mundo tal como se relaciona con la fuerza femenina. Si se siente abrumado por el mundo, puedes estar segura de que se sentirá agobiado por ti. Si se relaciona con el mundo como con una fuente de placer, puedes esperar que desee que le des placer. Si se dedica a mantener un intercambio juguetón con el mundo, más que a preocuparse de participar en su profundidad, disfrutará de vuestra relación como compañeros, pero es poco probable que entre en tus cámaras internas y despliegue tu potencial más profundo.

Si afrontas el mundo como un desafío, tú serás un desafío para él. Y un hombre que viva cada momento con fuerza e integridad se aproximará a ti del mismo modo. Pero no esperes que un ratón de biblioteca esté a tu altura en el encuentro vientre-contra-vientre con tu danza siempre cambiante, bajando a lo profundo y saltando a las alturas al ritmo de la música que suena en tu corazón. El hombre se relaciona con la energía vital del mundo tal como se relaciona con la fuerza femenina de su mujer.

Un hombre que se resista a la energía femenina, que se resista al flujo de vida controlando en exceso e intentando organizar los signos de caos o energía salvaje que lo rodean, hará lo mismo con su pareja íntima. Si trata de «intelectualizar» de forma contraída, alejándose de las amenazas y exigencias del mundo real, lo mismo hará con su mujer. Si su habitación debe estar en perfecto orden, esperará lo mismo de las emociones de su mujer. Y si es descuidado con su entorno, será igualmente indiferente a los sentimientos de su pareja. Entendiendo la relación sexual de nuestra pareja —así como la nuestra— con el mundo, seremos más capaces de prever y tratar los conflictos que puedan surgir en nuestras relaciones íntimas.

Convertirnos en amantes conscientes y fiables

Hemos examinado el juego de la polaridad sexual con fuentes tanto humanas como no-humanas de energías masculina y femenina. Usando los principios introducidos, puedes continuar por ti mismo la exploración en la práctica de la comunión interna. Cada relación es única: ninguna de las directrices que hemos expuesto será verdad universalmente. De ti depende experimentar y encontrar lo que funcione mejor en tus relaciones íntimas.

En cualquier caso, casi todo el mundo ha tenido una aventura, en algún momento y lugar, con un sustituto sexual. Tal vez fue un breve beso a una refrescante botella de cerveza o una relación a largo plazo con los retos que plantea la Facultad de Medicina. Es posible que gritemos, pataleemos y nos neguemos a someternos a disciplinas, o tal vez nos abramos rápidamente a los caprichos de supuestas figuras de autoridad. Tal vez intentemos mantener la complejidad y complicación del mundo a cierta distancia, elevándonos sobre él, indiferentes y desimplicados, o tal vez nos entreguemos instantáneamente al primer momento delicioso que se presente en nuestro camino.

Estamos rodeados por múltiples formas de las fuerzas masculina y femenina. Entender cómo nos relacionamos con estas grandes energías sexuales nos ayuda a ser amantes conscientes y fiables, capaces de una relación plenamente polarizada, fundada en la práctica de la íntima comunión.

8

El camino masculino

El núcleo de lo masculino es direccionalidad

Después de trabajar muchos años como consultor y terapeuta de individuos y parejas, he visto repetirse este patrón una y otra vez: un miembro de la pareja, el que tiene una esencia sexual más masculina, es movido fundamentalmente por su dirección en la vida, por su misión. El otro miembro de la pareja, el que tiene una esencia sexual más femenina, es movido fundamentalmente por sus emociones íntimas.

Ambos factores influyen en las dos personas, su dirección y su relación íntima, solo que la esencia sexual masculina da prioridad a la «dirección de vida» y la esencia sexual femenina da prioridad a la «relación íntima».

En este caso, lo que estoy llamando «dirección», que también podríamos denominar «verdad» personal masculina, «misión» u «objetivo», es el factor más importante en la vida para la esencia sexual masculina. Históricamente, lo masculino ha estado dispuesto a dar su vida en nombre de la verdad, el objetivo o la misión.

En las vidas de mis clientes he visto una y otra vez que una persona solo es capaz de participar en las relaciones íntimas con un compromiso pleno después de que su esencia sexual masculina se alinee con su verdadera misión.

La misión es la prioridad masculina

Para iluminar más plenamente el camino masculino, voy a combinar aspectos de mi prolongada relación de pareja con las lecciones que he aprendido trabajando con otras parejas. Usaré a mi pareja, a la que llamaré Ofelia, como ejemplo de la típica esencia sexual femenina, y me usaré a mí mismo como ejemplo de la típica esencia sexual masculina.

En realidad, evidentemente, cada individuo es único y siempre cambiante, de modo que el verdadero cuadro de las fuerzas masculina y femenina es mucho más complejo que las imágenes relativamente simples que se han presentado aquí. No obstante, creo que resulta útil considerar cómo lo masculino y lo femenino se pierden y se encuentran, aunque esta consideración general no tenga en cuenta la singularidad de cada persona.

Una y otra vez intentaba preocuparme por nuestra relación tanto como Ofelia, pero no lo conseguía. O tal vez sería más preciso decir que a mí no me preocupaba del mismo modo que a ella. Me preocupaba mucho más la dirección de nuestras vidas, el cuadro general, que sentir este momento con Ofelia.

Esto no implica que nuestra relación no me importase en absoluto. Al contrario, pensaba en Ofelia más que en nadie, y de todas mis relaciones esta era, con diferencia, la más importante. Simplemente lo que ocurría era que *dónde* íbamos ocupaba más mi atención que *quién* me acompañaba.

He llegado a descubrir que esto es cierto para toda persona, hombre o mujer, que tenga una esencia sexual masculina. Y cuanto más masculina sea la esencia, más cierto es. El núcleo de la esencia sexual masculina es la direccionalidad o hacia dónde vamos.

Como las prioridades existenciales de Ofelia no eran las mismas que las mías, empecé a sentir que era autocentrado en comparación con ella. Parecía que ella estaba muy preocupada por mí y por nuestra relación, y que a mí me preocupaba más lo que estábamos haciendo, dónde íbamos y cómo completar mi misión.

Sin embargo, con el tiempo, empecé a darme cuenta de una verdad más amplia: ambos éramos autocentrados. Mientras que a mí me preocupaba hacia dónde íbamos, tanto en nuestra práctica de la íntima comunión como en mi «misión de vida», a Ofelia le preocupaba cómo se sentía en nuestra relación. Le preocupaban sus emociones (fundamentalmente vinculadas con el «tono» de nuestra relación íntima). Yo me ocupaba de la dirección y la búsqueda (que incluía nuestra relación, pero también muchos otros aspectos de mi vida).

A la esencia sexual femenina le mueve fundamentalmente el flujo de amor en sus relaciones, y a la esencia sexual masculina le preocupa esencialmente su dirección general en la vida, es decir, su objetivo o misión de vida. En mi caso, esto se hizo evidente cuando me involucré en un gran proyecto. Si posponía mis objetivos en el proyecto o no los tenía claros, mi energía se veía absorbida constantemente por la falta de claridad, y Ofelia sufría mi falta de energía en la relación. No podía estar con ella plenamente presente. Parte de mí seguía involucrada en el proyecto, consciente o inconscientemente, intentando conseguir claridad y sentido de dirección.

Sin embargo, cuando tenía mi dirección clara, entonces era capaz de «trabajar cuando estaba trabajando» y también de estar plenamente presente cuando estaba con Ofelia. En realidad no tenía que completar el proyecto para dar toda mi atención a Ofelia, sino simplemente tener clara la dirección y alinear mi vida con esta claridad y propósito. Cuando no era así, mi esencia sexual masculina estaba dividida. Parte de mí, una gran parte, siempre estaba distraída por una profunda sensación de no estar completo.

Lo masculino es modal

He observado que muchas mujeres intentan futilmente conseguir la atención de sus hombres cuando «ellos» están viendo un partido de fútbol por televisión. «¿Por qué él no puede hablar conmigo tan solo un momento?». Esta es una pregunta que muchas mujeres me plantean de forma recurrente. «Porque ni siquiera te oye», les respondo. Y sé que es así, como lo saben cualquier hombre o mujer con una esencia sexual masculina.

Una mujer con una esencia sexual más femenina debe aprender que su hombre, si tiene una esencia sexual más masculina, probablemente no la está ignorando; él está totalmente concentrado, absorbido. En su realidad, él no está oyendo la llamada de ella y opta por ignorarla. La voz de la mujer no llega a registrarse en la conciencia del hombre cuando él está en ese estado mental. Es como si él estuviera dormido y soñando. Su atención está totalmente implicada en cierta modalidad mental, en cierto reino, fuera del cual no hay nada; él podría oír la voz de su amante llamándolo si ella le hablara suficientemente alto para penetrar en su sueño, pero él tendría que abandonar el reino del sueño para oírla realmente y responder, ¿y quién sabe si sería capaz de volver al mismo sueño?

Asimismo, para cualquiera con una esencia sexual masculina, el estado de vigilia se divide en modalidades bien definidas, es decir, reinos que desde fuera parecen impenetrables. Estas modalidades pueden parecer bastante unidimensionales para lo femenino: la modalidad fútbol, la modalidad negocios, la modalidad conducir el coche y la modalidad relación íntima son algunas de ellas. Cuanto más masculina sea la esencia sexual, más impenetrable es la modalidad para el mundo externo: «¿No ves que estoy ocupado? Por favor, precisamente ahora no me molestes».

Para la esencia sexual femenina, sin embargo, las modalidades son mucho menos rígidas. La persona con una esencia sexual femenina puede fluir fácilmente entre ver la televisión, hablar con un amigo y trabajar en un proyecto, todo ello al mismo tiempo. La atención femenina es fluida: «Claro que estoy ocupada, pero no me importa que me interrumpan. ¿Cómo estás?».

Este es uno de los grandes puntos fuertes de lo femenino, pero también uno de sus puntos débiles. Ella puede fluir fácilmente de una tarea a otra, y también puede distraerse con facilidad, absorberse en una conversación telefónica o en la visita a un amigo en lugar de terminar ese proyecto que tiene que terminar.

La energía masculina, aunque más rígida que la femenina, también es más difícil de distraer. En ocasiones, la modalidad masculina puede ser un verdadero regalo. Permite al hombre o a la mujer perseverar a través de los obstáculos y distracciones que desviarían de su camino a una persona menos masculina. Lo extremadamente masculino hace lo que tenga que hacer para alcanzar el objetivo sin salirse de su carril, tanto si el objetivo es ver un partido de fútbol, escribir una novela, ganar un millón de euros o alcanzar la iluminación. Esta capacidad de alcanzar el objetivo sin dejarse distraer debe ser honrada tanto por hombres como por mujeres como un aspecto valioso del estilo masculino.

Al mismo tiempo, hombres y mujeres deben darse cuenta de que este don masculino —de persistir en una modalidad hasta que alcanza el objetivo— tiene que ser equilibrado con el don femenino de fluir y con la sensibilidad corporal. Hay un tiempo para trabajar y un tiempo para oler las rosas. Hay un tiempo para permanecer solo en una habitación, con total concentración, y un tiempo para retozar en una cama deshecha, riendo y jugando con tu amante.

Este equilibrio entre el enfoque masculino y el flujo femenino puede alcanzarse de dos modos: en el interior de la persona o entre los dos miembros de una pareja. Generalmente, a la persona de esencia sexual neutra le resulta más fácil alcanzar este equilibrio dentro de sí, alternando entre el trabajo y el juego, entre la concentración y la risa, entre la misión y el flujo de amor.

Sin embargo, si tu esencia sexual se desvía más hacia lo masculino o hacia lo femenino, a menudo resulta más natural confiar en los dones innatos de tu pareja. Después de haber alcanzado el equilibrio 50-50 por ti mismo —es decir, después de haber podido estar enfocado en tu parte masculina o fluyendo en tu parte femenina—, te resultará muy placentero relajarte en tu polo innato y disfrutar recibiendo el otro polo como un don de tu pareja. Así, la mujer es como Hawái y el hombre como Nueva York, y ambos intercambian sus cualidades únicas, la irradiación femenina y la dirección masculina.

Lo masculino se busca problemas

La esencia sexual masculina tiende a buscarse problemas. Así es como encuentra su propósito. Ve un problema y quiere arreglarlo. De hecho, a menudo ve un problema donde no lo hay.

En una época de nuestra relación, yo veía los estados emocionales de Ofelia como problemas a resolver. En mi opinión, ella iba por la casa enjugándose las lágrimas, de modo que intentaba hablar con ella de lo que le pasaba y le hacía muchas preguntas con la esperanza de llegar al fondo de la cuestión.

Recuerdo vívidamente un día en el que Ofelia estaba muy alterada: iba por la casa dando portazos y tirando cosas al suelo en su habitación y en la cocina. Yo había estado en mi estudio trabajando durante varias horas y a los pocos minutos de oír los golpes bajé a ver qué pasaba. Nada más verla supe que estaba muy enfadada, de modo que, para llegar al fondo del asunto y resolverlo, me puse a hacerle preguntas con la esperanza de averiguar cuál era el motivo de su enfado. Mi respuesta natural —de hecho, mi respuesta amorosa— fue intentar «arreglarla».

No obstante, Ofelia *detestaba* esta actitud mía. No le gustaba nada que adoptara la modalidad «es la hora de "arreglar" a Ofelia». De hecho, cuanto más le preguntaba cuál era el problema («¿Es por esto y por lo otro?»), más parecía enfadarse.

Lo que quería era sentir mi amor, sentir mi aceptación, sentir que me importaba... Quería sentirse abrazada. Pero sentía mis preguntas como aguijones, centradas en encontrar un tornillo flojo por aquí, una emoción estancada por allá. Ella percibía mi frustración, mis intentos de llegar al «fondo» del problema.

Como quiero a Ofelia, deseaba ayudarla. Y como tengo una esencia sexual masculina, trataba de hacerlo intentando resolver su problema. ¿Por qué darle únicamente amor y aceptación cuando podía llegar a la raíz del problema y resolverlo?

Muy frecuentemente, lo que ella quería era sentir amor y aceptación. En esta ocasión, como en muchas otras, el «problema» simplemente era que no estaba sintiendo mi amor. Yo estaba tan implicado en mi proyecto laboral que Ofelia sentía que era más importante para mí que ella. Y cuanto más intentaba resolver su problema, menos sentía mi amor y más sentía mi disección analítica de su vida, o de su «problema». Ofelia no quería que la «arreglase»; quería que la quisiera.

De modo que ahora he aprendido a empezar por darle amor directamente: mediante el contacto y un abrazo amoroso, mirándola a los ojos, diciéndole todas las cosas que aprecio de ella. Después, cuando la fuerza del amor fluye plena y libremente entre nuestros corazones abiertos, podemos descubrir entre ambos si realmente hay algo que tenga que ser «arreglado».

Cuando lo masculino entiende verdaderamente el corazón femenino, deja de lado la necesidad de preguntar y de resolver problemas, y se dedica a abrazar con la fuerza cariñosa de su amor. Él podría cantarle o bailar con ella por la habitación, acariciarle delicadamente el brazo o decirle cuánto la quiere; del modo que sea, él continúa dándole su amor sensible, persistente y juguetón hasta que el corazón de ella se abre y su rostro brilla de felicidad. Entonces si hay detalles de su vida o de su relación íntima que tengan que ser tratados, pueden abordarse sin confusión; en la esencia de ella, y en el tono de su relación, el amor fluye plenamente. En lugar de intentar «arreglar» a su pareja, él puede aplicar su sentido de misión masculino para orientar las vidas de ambos en el mundo.

Es importante que tanto los hombres como las mujeres se den cuenta de que frecuentemente la esencia sexual masculina expresa amor real intentando resolver un problema, tal como la esencia sexual femenina suele intentar resolver el problema ofreciendo apoyo emocional. Los hombres pueden aprender que la mujer con esencia sexual femenina no sentirá necesariamente que el intento de resolver su «problema» (por parte de lo masculino) es un acto de amor real. Y las mujeres pueden aprender que el apoyo emocional no resuelve necesariamente los problemas que la esencia sexual masculina trata de arreglar.

Sin embargo, debemos honrar estos dones tal como son si queremos aceptar las esencias sexuales masculina y femenina tal como son. La próxima vez que sientas que tu compañero masculino está intentando «arreglarte», dale las gracias por su amor y dile que en ese mismo momento no necesitas ser analizada; de hecho, en ese momento, podrías necesitar que te abrazara. Es probable que esté expresando amor, aunque de una manera masculina. Con el tiempo él aprenderá que lo que realmente quieres es amor, no que te «arregle» (aunque, incluso entonces, él podría considerar que su abrazo es un modo de «arreglar» tu problema emocional).

Lo masculino busca liberación

«¡Quiero salir de aquí!». Esta es la súplica masculina quintaesencial. Cuando lo masculino está de mal humor, quiere irse. Se siente constreñido, cansado, atrapado y abrumado por la vida, las responsabilidades y las relaciones. Trata de librarse de todas estas «cosas». Quiere irse.

Para un hombre con una fuerte esencia sexual masculina, la vida no es simplemente un hecho; más bien es un problema por resolver o un arte que debe aprenderse y dominarse. Es una lucha. Por tanto, cuando una persona así se siente agotada, cansada y desgastada, su deseo fundamental es el de liberarse. Él quiere irse de este «lugar» que le exige tanto esfuerzo. Quiere liberarse de las cargas de la vida y de la relación; por ejemplo, bebiendo cerveza, viendo la televisión, dedicándose a la filosofía o practicando la meditación.

En la relación íntima, esta tendencia a «irse» puede ser malinterpretada. Por ejemplo, una mujer con una esencia sexual más femenina tiende a dudar del amor o bien a disfrutar de él. De modo que cuando su pareja quiere irse, asume inmediatamente que no la quiere, y que por eso quiere irse. Pero, muy a menudo, él la quiere. Simplemente se siente atrapado por las cargas de la vida y quiere sentirse liberado, aunque necesariamente no desee el fin de su relación íntima.

Cuando está de mal humor, lo masculino tiende a sentirse atrapado por la vida y por la relación; es decir, por los aspectos femeninos del mundo. Así, lo masculino tiende a culpar a lo femenino de su sensación de constreñimiento. Y a menudo trata de liberarse alejándose de lo femenino, culpándolo o abusando de ello de algún modo.

Del mismo modo que lo femenino, cuando está de mal humor, tiende a no sentirse querido por lo masculino, lo masculino siempre tenderá a sentirse cargado o constreñido por lo femenino. Lo femenino busca la unión con lo masculino en un esfuerzo por aliviar su sensación de no sentirse querido. Lo masculino busca liberarse de la limitación para dejar de sentirse cargado y apesadumbrado. Este drama forma parte de todas las relaciones entre una persona más masculina y otra más femenina: lo femenino tratará de llenar su sensación de vacío y lo masculino intentará liberarse de lo que lo constriñe.

A LO MASCULINO LE GUSTA ESTAR AL LÍMITE

A lo masculino le gusta estar al límite. Incluso como forma de relajación, incluso como forma de recrearse, lo masculino a menudo prefiere afrontar un desafío que recibir algo gratuitamente. Le gusta conducir un poco más deprisa de lo necesario; le gusta ver combates de boxeo, partidos de fútbol y películas de acción; le gusta competir en la cancha de tenis, en el casino y en la sala de juntas.

Esto no se debe a que lo masculino tenga que ponerse a prueba continuamente, ni a que «a los hombres les guste la violencia». Se debe a que lo masculino cobra vida cuando está en el límite, cuando afronta un desafío.

Si estoy en mi energía masculina, no me gusta ver combates de boxeo porque me gusta que los hombres se hagan daño; me gustan los combates porque hay dos hombres compitiendo consigo mismos y con el otro, completamente al límite: si pierden la atención por un momento, el *feedback* es inmediato. No me gustan las películas de policías porque me guste que le disparen a la gente; me gustan porque suelen ser historias de hombres que asumen desafíos que les exigen dar lo mejor de sí mismos, que los ponen al límite. Afrontan el desafío yendo más allá de sí mismos y superando sus limitaciones personales, o mueren.

Las personas que tienen una esencia sexual extremadamente masculina no compiten entre sí para ver quién es mejor; compiten porque les gusta competir. Les gusta ponerse a prueba. Les gusta estar al límite.

Aquí es donde florece lo masculino: estando al límite. Aquí es donde lo masculino siente su pureza: en el límite. Aquí es donde lo masculino descubre su verdadera fuerza y sus verdaderas limitaciones: en el límite.

A lo largo de la historia, muchas culturas del mundo han ofrecido rituales de iniciación a los muchachos que se están haciendo hombres. Estas iniciaciones casi siempre implican poner a prueba al joven. Puede tratarse de penetrar solo en la selva, acechar y matar un tigre, o morir en el intento. Las iniciaciones pueden exigir largos periodos de ayuno, grandes peregrinajes, mutilaciones corporales o pruebas en las que afrontar el terror.

En todos los casos, la esencia del rito de iniciación es enfrentar al joven con sus limitaciones personales, su posible muerte y el miedo que inevitablemente sentirá. Aquí descubrirá el núcleo de su esencia masculina, la parte de sí mismo que realmente cobra vida cuando está al límite: esa fuente de confianza inamovible que le permitirá afrontar las verdaderas pruebas de la vida y sus propias limitaciones sin venirse abajo.

El muchacho que supera estas pruebas puede erguirse sintiéndose pleno, fuerte y con el corazón abierto, conociendo tanto la realidad de sus recursos como la realidad de sus limitaciones. En medio del miedo ha descubierto que posee una gran capacidad, mucho más allá de las suposiciones convencionales, de vivir al límite o morir en el intento. Y como ha puesto a prueba sus límites, sabe que algún día morirá, como también morirán todas las demás personas que conoce. Su confianza y su poder masculino se fundan en esta realidad que le hace ser humilde y atemperar su fuerza con verdadera compasión.

Se ha superado a sí mismo, pero también sabe que, en realidad, él no es quien ha salido victorioso. En este límite es donde puede tomar conciencia profunda de su auténtica confianza y de su verdadera rendición. Y es a este límite donde lo masculino regresa de nuevo cuando necesita tener esta experiencia.

En nuestra cultura moderna, tenemos muy pocos desafíos reales por los que un hombre podría arriesgar su vida honorablemente, saboreando y exponiendo vívidamente su coraje y su compasión esenciales, su capacidad de ofrecerlo todo en el límite de la eternidad. Como cultura moderna, tenemos la guerra. Tenemos el terreno financiero, donde un hombre se la juega a vida o muerte (y muchas veces actúa como si su vida económica fuera su vida). Y tenemos los deportes: rituales de desafío en los que se considera héroes a quienes realmente van más allá de sí mismos, más allá de lo que se consideraba posible. Los que pueden soportar la presión y demostrar excelencia, los que pueden «sobrevivir» a los desafíos imprevisibles y peligrosos que se presentan sobre el terreno, reciben los beneficios que todos los héroes masculinos de la historia han recibido: dinero, mujeres y gloria.

Pero los héroes también mueren. De modo que el verdadero héroe masculino no se aferra a nada y habita en el éxtasis del infinito inasible, no en la plenitud inflada del logro o de la victoria temporales.

Ira, pasión y el hombre libre

Michael es un amigo mío, un buen hombre que nunca ha sido feliz con las mujeres de su vida. Él dice que sabe lo que quiere: una mujer radiante, *sexy* y vital. Pero las mujeres de este tipo no parecen estar interesadas en mantener relaciones íntimas con Michael. Es posible que quieran ser sus amigas, que quieran hablar con él y compartir sus ideas, pero Michael quiere más que conversaciones amistosas. Quiere una amante apasionada, no solo una buena amiga.

—Las mujeres que quieren ser mis amantes son personas agradables, pero no son todo lo salvajes y *sexys* que me gustaría. Las mujeres que son verdaderamente resplandecientes y están llenas de vida nunca parecen interesarse por mí —suele lamentarse.

Un principio básico de la polaridad sexual es que siempre atraerás a tu recíproco sexual. Michael es muy consciente de lo que esto significa: no debe de estar exhibiendo una energía masculina muy intensa porque no está atrayendo a mujeres radiantemente femeninas. Sin embargo, Michael insiste en que él *es* masculino. Dice que tiene éxito en su negocio y una mente brillante.

Michael es ciego a su propia energía, e incapaz de sentir el tono del personaje que proyecta. Recientemente, él y yo tuvimos esta conversación:

—Este fin de semana iba a hacer una excursión en la que tenía que caminar quince kilómetros por el monte —dice Michael.

—¿Por qué no vas? ¡Suena genial! —le respondo.

—Los amigos que van conmigo van a salir temprano y me costaría lo impensable moverme a su ritmo.

—¿Y...? —pregunto en voz alta.

—La principal razón por la que iba a ir era para socializar con ellos. No quiero caminar solo.

—¿Por qué no les pides que te esperen?

—A ver —continúa Michael—, no quería ser demasiado exigente. Ellos ya han tomado la decisión y no quería que se enfadaran conmigo.

—¿Por qué se iban a enfadar contigo por pedirles que te esperen?

—Bien, en realidad soy yo el que está un poco enfadado con ellos por ir. Pero intento no expresar mi enfado y no enfadar a otros.

—¿Por qué?

—Porque la ira, la violencia, el odio... Estoy tratando de dejar todo eso atrás.

Michael es un hombre emocionalmente castrado. Ha perdido contacto con la plenitud de su esencia masculina: tiene miedo de estar solo, tiene miedo de afirmar sus deseos, tiene miedo de sentir y expresar su enfado y tiene miedo de sentir que sus amigos se enfadan. Aunque Michael puede tener éxito en los negocios, sus relaciones íntimas no le resultarán satisfactorias. ¿Por qué? Porque tiene miedo de encarnar la plenitud de la fuerza masculina, que comprende la ira, e incluso la fuerza apasionada de una penetración cuidadosa, que a veces puede parecer muy agresiva.

La ira y la pasión son expresiones diferentes de la misma fuerza masculina. No puedes negar una sin negar la otra. Si un hombre no se apropia de su ira, tampoco se apropiará de su pasión masculina. Si tiene miedo de expresar su ira, tendrá miedo de expresar su pasión. Si su mujer intenta reprimir su ira, entonces también reprimirá su pasión. Un hombre incapaz de sentirse enfadado es un hombre incapaz de amar libremente: desinhibidamente vivo y apasionado.

Michael no atrae a mujeres radiantes y desinhibidas porque su núcleo masculino no es libre y desinhibido. Él suprime su libre flujo de energía masculina porque cree que es mejor ser delicado que poderoso, receptivo que penetrante, y que el compartir amistoso es mejor que la pasión atrevida o la sumisión deliciosa. Se ha negado a sí mismo la encarnación de la plena fuerza masculina. Y por eso atraerá a mujeres que también se sustraigan a la encarnación de la plena fuerza femenina.

Por dentro, la esencia de Michael desea abrazar a una mujer femenina, pero este deseo nuclear está bloqueado. Desde fuera, Michael parece amoroso, dulce y nutricio, pero no asertivo, confiado o apasionado. El resultado de tener una esencia muy masculina y una expresión menos masculina es que Michael no atrae al tipo de pareja íntima que desea. Atrae a mujeres que tienen más de guerreras que de diosas.

Muchos hombres y mujeres modernos han sido testigos del lado oscuro de la fuerza masculina y han decidido, muy acertadamente, que tal energía tiende a ser agresiva, anuladora y destructiva. De modo que han decidido que es preferible expresar ciertos aspectos de la energía femenina —suave, cooperativa y nutricia— que las energías masculinas potencialmente agresivas. Al hacerlo, muchos hombres, como mi amigo Michael, han dejado de expresar la totalidad de sus verdaderos deseos masculinos: sexualmente, emocionalmente e incluso creativamente. Se han desecho del bebé junto con el agua del baño. Han elegido, consciente o inconscientemente, expresar menos energía masculina (ser menos direccionales y exigentes, por ejemplo) que lo que les pide su esencia sexual natural.

Así, atraen a mujeres que no satisfacen el pleno deseo de su verdadera esencia sexual. Atraen a mujeres menos radiantemente femeninas de lo que realmente desean, porque expresan energía menos masculina que su verdadera esencia sexual.

La energía sexual que expresamos siempre es recíproca. Por tanto, una energía masculina débil atrae energía femenina débil. Asimismo, las mujeres salvajes y radiantes se sienten atraídas por las energías de hombres confiados y apasionados, hombres que no tienen miedo de afirmar su amor y su deseo.

Una clave de la satisfacción sexual y emocional es comportarse como dicta la propia esencia sexual. Si tu esencia sexual es masculina, no tienes otra opción que expresar libremente tu fuerza masculina o sentirte infeliz. Y para ser libremente masculino, debes sentirte libre de expresar todas tus cualidades masculinas, como la direccionalidad confiada, el deseo de soledad, la pasión por vivir al límite o el deseo de experiencias de liberación extrema.

El paisaje relacional de nuestros días está lleno de hombres perdidos que tienen una energía masculina débil y mujeres endurecidas que también tienen una energía femenina débil, que se quejan de que sus parejas no les dan lo que quieren. Es hora de reclamar la plenitud de lo masculino y de lo femenino, de atraer el tipo de pareja que pueda satisfacer nuestros verdaderos deseos.

La inquietud del hombre moderno

Para entender mejor el don masculino innato en la práctica de la íntima comunión, antes debemos entender la inquietud que asola al hombre moderno. Muchos hombres de nuestros días han perdido el contacto con su esencia sexual. Pueden parecer bastante competentes, pero en su esencia están debilitados. Han perdido contacto con su humor y con su certeza, tanto en el amor como en la vida. Carecen de dirección y son incapaces de comprometerse, o han adoptado una falsa misión para hacer dinero o para distraerse de su miedo subyacente.

Un aspecto fundamental de la esencia sexual masculina es su sentido de tener una verdadera dirección, o misión, en la vida. Así, un hombre que haya perdido contacto con su esencia masculina se vuelve ambiguo y busca su misión en las cosas externas. Su vida puede empezar a girar en torno a un equipo de fútbol, a una empresa o una causa política. Es posible que se obsesione consigo mismo, con sus proyectos personales e incluso con su coche; pero, en esencia, se siente perdido.

En sus pensamientos más profundos, sabe que no está siguiendo una trayectoria verdaderamente íntegra. Un hombre así solo podrá dar un amor ambiguo porque teme que el compromiso con una mujer pueda impedirle hacer lo que realmente quiere cuando llegue el momento. Por tanto, el hombre tiene que encontrar su verdadero propósito y alinear su vida con integridad antes de poder estar plenamente presente en una relación íntima.

Etapas de la direccionalidad

Cuando la persona que encarna el polo masculino en una relación íntima no exhibe la direccionalidad innata de lo masculino, la pareja más femenina empieza a perder confianza y la pasión íntima disminuye. Por ejemplo, si un hombre se vuelve demasiado ambiguo, demasiado indeciso o débil en su direccionalidad, su mujer podría empezar a sentirse decepcionada, o incluso a enfadarse con él, aunque aún lo siga queriendo.

Debería resultar evidente que aunque el amor es suficiente para una amistad satisfactoria, no es suficiente para satisfacer la relación íntima emocional y sexual. Muchas veces he oído decir a una mujer (o a un hombre) preocupada: «Amo a mi pareja, pero tengo la sensación de que me falta algo». Ese «algo» suele ser el pleno flujo de polaridad entre las esencias sexuales masculina y femenina.

Cuando dos personas se comprometen a practicar la íntima comunión, no son únicamente responsables de sí mismas. También son responsables de aportar sus dones a la práctica continuada de la relación íntima. Esta responsabilidad no es un deber moral, ni tampoco forma parte de un contrato legal. Es la responsabilidad inherente al amor, la misma responsabilidad que nos mueve, de manera muy natural, a servir a cualquier persona a la que amamos, como nuestros hijos o nuestros amigos. En la íntima comunión nos comprometemos a practicar tal servicio en unión emocional y sexual con nuestras parejas,al igual que en la relación al 50-50 nos comprometemos a practicar la autorresponsabilidad y a no depender de nuestra pareja.

El don masculino de direccionalidad, que puede estar presente o ausente en una relación íntima, tiene un aspecto muy diferente en cada etapa de la relación. En una relación de dependencia, en la primera etapa, la direccionalidad suele expresarse como búsqueda del bienestar económico. Se espera que la persona más masculina «provea para la familia» y «ponga el pan en la mesa». En una relación de dependencia, la mujer puede sentir que su hombre depende de que ella siempre se muestre *sexy* y nutricia, y el hombre puede sentir que la mujer depende de que él siempre se muestre fuerte y tenga éxito en el mundo. Y, en tal relación de dependencia, estos sentimientos pueden ser correctos. De hecho, dependen uno del otro para conseguir sexo o dinero porque ninguno de ellos se siente completo todavía.

En la relación al 50-50, dos personas completas e independientes ponen más énfasis en la creatividad que en la acumulación económica. Quien posee una masculinidad atrayente de la segunda etapa es alguien que sabe construirse una buena vida. Esto probablemente conllevará una economía estable, pero también puede ir acompañada de la creatividad artística y el deseo de mejorar su calidad de vida de diversas maneras: actividad comunitaria, intelectual, política o espiritual. La relación al 50-50 pone el énfasis en conseguir algo *mejor*, no en conseguir algo *más*. Por tanto, la capacidad de la masculinidad de la segunda etapa de «atajar» y perseverar hacia un objetivo creativo es muy valiosa.

En la práctica de la íntima comunión, la apariencia, las finanzas y los talentos creativos siguen siendo importantes, pero el criterio más importante que debe cumplir una pareja íntima es su capacidad de *practicar* la madurez espiritual, más que la madurez física, económica o creativa. En la íntima comunión se valora lo masculino por su capacidad de florecer al amor en cualquier momento, incluso en un momento difícil. Lo masculino de la tercera etapa puede usar cualquier medio, desde el humor hasta el enfado o el toque sensible, pero su comunicación es siempre la misma: «Afrontemos este momento sin evitarlo. Estamos plenamente presentes en relación directa uno con el otro. Dejemos que el espacioso amor de nuestros corazones disuelva nuestra resistencia para poder respirar plenamente y relajarnos en nuestra apertura natural conjunta».

Para ofrecer este tipo de don de la tercera etapa, el hombre o la mujer deben estar alineados con su principal prioridad, momento a momento, en lugar de tener propósitos débiles y ambiguos. Solo entonces la persona con esencia sexual masculina es capaz de estar plenamente presente en la relación amorosa sin dejarse distraer por sus asuntos pendientes. Y solo un amante masculino libre de distracciones puede «llegar» plenamente, con una presencia masculina estable y amorosa, a los deseos más profundos del corazón de su pareja femenina.

La crisis de mitad de la vida y la «búsqueda de la visión»

Hubo un momento en mi vida en que, tras haber finalizado un proyecto de investigación importante, me hallaba vacío. Una vez terminado aquello que me había ocupado durante años, mi vida ya no estaba impulsada por el mismo motor. Aquella tarea particular había fructificado y estaba consumada. No sabía qué hacer en mi vida cotidiana.

No me sentía confundido en absoluto. Tan solo había acabado mi trabajo y no se me había presentado ningún otro de manera evidente. El núcleo de mi vida siempre ha sido la práctica espiritual —comprenderme a mí mismo y crecer más allá del miedo hacia un amor mayor—, pero los detalles cotidianos de mi vida cambian con el tiempo, como los de todo el mundo. Y en aquellos precisos momentos no estaba claro cuál sería el camino a seguir.

¿Qué hice entonces? ¿Pasé más tiempo con Ofelia, ahora que había completado mi trabajo? No. Fui a un monasterio en una montaña del sur de Francia para practicar intensamente la meditación. Estaba encerrado en una pequeña celda con un colchón, un cojín de meditación y un retrete, y una vez al día me dejaban comida en un estante al que podía llegar desde la ventana. Permanecería en esa celda, contemplando la naturaleza de la conciencia, hasta confirmar que tenía otros asuntos que atender.

Entretanto, en California, Ofelia se sentía cada vez más preocupada. ¿Seguía queriéndola? Después de todo yo estaba aislado y a miles de kilómetros de ella. Según pasaban las semanas, se fue instaurando en su mente la idea de que ya no la quería. Se sentía frustrada y enfadada conmigo.

Yo estaba disfrutando mucho de mi estancia en el monasterio, y también quería y echaba de menos a Ofelia. De hecho, aunque había permanecido en silencio casi un mes entero, dispuse que el día de su cumpleaños me pasaran un teléfono móvil para poder llamarla y felicitarla desde el otro extremo de la Tierra. Marqué el número y esperé a oír su dulce voz.

—Hola —respondió Ofelia.

—Hola, amor, ¡feliz cumpleaños! —le saludé cálidamente.

—Hola —dijo ella con sequedad.

—Ofelia, ¿estás bien? —le pregunté.

—No. No estoy bien. ¿Qué esperabas? —respondió ella.

A medida que esta extraña conversación se desplegaba, iba quedando claro que en mi ausencia ella había sentido que yo ya no la quería, y respondía con ira a mi «abandono». Entretanto, yo había estado disfrutando de la meditación profunda en el monasterio sin abandonar a Ofelia en mi corazón, aunque, evidentemente, estaba eligiendo estar separado de ella físicamente durante un tiempo. Ofelia sentía que yo estaba eligiendo estar separado de ella simplemente por estar lejos; sentía que la estaba rechazando.

Para alguien con una esencia sexual masculina como la mía, elegir estar separado de mi mujer raras veces implica un rechazo de ella, y más habitualmente refleja la necesidad de descubrir algo por mí mismo. La esencia sexual masculina a menudo se descubre a sí misma en soledad más que en compañía de la pareja.

Periódicamente, un hombre (o mujer) con esencia sexual masculina se da cuenta de que su vida se ha llenado de cargas, obligaciones y hábitos muy poco auténticos. Para purificarse de una vida falsa, tiene que abandonar temporalmente todas las relaciones habituales y encontrar su verdadero centro, el núcleo con el que ha perdido contacto. Y frecuentemente descubre su verdadero centro en soledad o en compañía de otros hombres (o de personas con esencias sexuales masculinas).

La esencia sexual femenina suele preferir el apoyo emocional y la compañía amorosa durante los tiempos de crisis y los momentos vitales de transición (a veces también le ocurre a la esencia masculina). Pero, más frecuentemente, el hombre (o la mujer) con esencia sexual masculina necesita soltar todo lo viejo y redescubrir su verdadero propósito y un estilo de vida auténtico, para después retomar sus relaciones con un espíritu fresco y renovado.

Nuestra cultura no suele permitir que la gente haga esto, y por eso solemos sufrir la denominada «crisis de la mediana edad». Durante la crisis típica, el hombre empieza a sentir que está en una situación espuria. Ya no se siente auténtico en su trabajo, ni en sus relaciones íntimas, ni con su familia y amigos. Las únicas opciones reales que ofrece nuestra cultura son cambiar de trabajo, divorciarse y trasladarse a otra parte de la ciudad, que es lo que suelen hacer los hombres ante este tipo de crisis.

Pero si entendemos y respetamos que lo masculino se descubre a sí mismo en soledad, apoyaremos que el hombre (o cualquiera que sienta la necesidad) abandone temporalmente sus responsabilidades mundanas, incluida su relación íntima, y dedique toda su energía y atención a redescubrir su verdadero propósito y un estilo de vida más auténtico. Entonces podrá retornar a la relación con su familia y con las personas cercanas renovado, una vez satisfecho el deseo de su corazón. O tal vez descubra que necesita cambiar su relación íntima para vivir una vida más auténtica.

En cualquier caso, el hombre vuelve de una «búsqueda de la visión» lleno de auténtico compromiso e integridad interior. Las opciones de un hombre así están alineadas con sus verdaderos deseos y cualquier cosa que elija hacer tendrá un sello de autenticidad: no se dejará llevar por los viejos hábitos o por el miedo.

Es importante que las personas con una esencia sexual más femenina lleguen a entender esta necesidad masculina. Si esta necesidad no queda satisfecha, el hombre tratará de refrescar su esencia masculina por otras vías menos permanentes.

Puede llegar a buscarse una aventura sexual, frecuentemente con una mujer joven, más «fresca» y «viva» (que aprecie y confíe en su «hombría»): las mismas cualidades que descubriría por sí mismo, aunque de manera mucho más profunda, si tuviera éxito en su retiro o búsqueda de la visión.

Sorprendentemente, lo masculino alcanza la claridad óptima respecto a lo que quiere en una relación íntima cuando está solo, ¡fuera de esa relación! Muchos hombres descubren su auténtico deseo en soledad, o tal vez mientras se someten a un nuevo reto o reciben el apoyo de otros hombres. Entonces pueden volver a entrar en el juego de las relaciones íntimas y, una vez refrescados, ser capaces de expresar su amor.

En mi propia vida he descubierto que cuando me siento insatisfecho con mi relación íntima, casi siempre es porque he perdido contacto con mi verdadero propósito. Cuando mi vida se desvía de la autenticidad, siento que es falsa en su totalidad, incluida aquella relación. La solución no consiste en acabar con tal relación porque ya no la sienta viva. La solución está en redescubrir mi deseo esencial, mi auténtico propósito y dirección.

Esto lo consigo mejor en soledad, o con otros hombres que estén haciendo lo mismo. Entonces, una vez *realineada* mi vida, puedo volver renacido a mi relación íntima. Ya no busco que Ofelia dé autenticidad a mi vida íntima. Más bien, ahora todo lo que hago está lleno de autenticidad e integridad. Vuelvo a Ofelia para descubrir si nuestra relación —la relación actual— es congruente con mi sentido de autenticidad.

Siempre he descubierto que mi relación con Ofelia da un salto cuántico después de estos periodos de soledad o de búsqueda de la visión. Nuestros antiguos patrones se van. Nos miramos uno al otro con ojos nuevos. Yo me siento lleno de dirección y claridad. Y cuando abrazo a Ofelia, lo hago porque verdaderamente lo elijo, porque mi amor por ella es intenso, no simplemente porque somos pareja.

Si fueran más los hombres y mujeres que comprendieran este proceso, estoy seguro que bajarían las tasas de divorcio. Si tienes una esencia sexual masculina, si sientes que tu vida y tu relación íntima ya no son auténticas y si ves que te atraen otras formas femeninas más «refrescantes», ¡no te divorcies! Más bien, pon tus asuntos en orden y prepárate para hacer una búsqueda de la visión. No te limites a dejar a tu familia y holgazanear. Libérate de todas las obligaciones mundanas y compromete cada gramo de tu energía y atención con el descubrimiento de tu auténtica visión de la vida.

Haz todo lo que sea necesario. Alquila una cabaña en las montañas y permanece en silencio contemplativo. Establece contacto con grupos de hombres dispuestos a descubrir su autenticidad. Ayuna y canta durante días enteros, como hacen los nativos americanos. Pasea por el campo mientras contemplas tu verdadera naturaleza, como hacen los *sanyasin* hindúes. Estudia las escrituras como los sacerdotes y rabinos. Ve a pescar con amigos masculinos ¡y considera seriamente qué diablos estás haciendo con tu vida!

Hagas lo que hagas, no vuelvas hasta que puedas hacerlo con alguna autenticidad. Después alinea tu vida y tus relaciones con esa sensación de autenticidad. Deja que se caiga todo lo que ya no es apropiado en tu vida. Y lo que descubras que forma parte de tu vida auténtica, incorpóralo sin dudar. Ahora que has plantado claramente tu bastón en el terreno de tu verdadero propósito, averigua si puedes crear una relación íntima auténtica con tu pareja. Si puedes, créala de verdad. Si no puedes, termina totalmente esa relación y haz lo que sea más indicado para tu crecimiento.

Recuerda que el verdadero crecimiento *siempre* viene marcado por una creciente apertura y capacidad de amar. Si es el momento de que tu relación íntima llegue a su fin porque se te ha quedado pequeña, probablemente sentirás una mezcla de dolor, pena, tristeza y amor, como si tu amante hubiera muerto. Sin embargo, si tu relación íntima acaba con mucho conflicto, dureza, cerrazón emocional y falta de comunicación, entonces probablemente la relación no se te ha quedado pequeña; solo estás tratando de salir de una situación comprometida. No dejes atrás una relación hasta que se caiga de ti con amor, si esto es posible para ti.

Cualquiera que tenga una esencia sexual masculina debe abandonar temporalmente los hábitos diarios de la relación íntima para redescubrir su autenticidad. Como hombres y mujeres debemos aprender a permitir, e incluso apoyar, esta necesidad. Con la guía adecuada, los hombres no necesitan divorciarse o encontrar una amante más joven para sentirse vivos. Simplemente tienen que redescubrir sus razones para vivir, su verdadero propósito, el verdadero deseo de su corazón. Si podemos apoyar y guiar este proceso con humor y cariño, podremos dar el paso siguiente en nuestra relación íntima.

Sin embargo, es importante discriminar entre una verdadera búsqueda y el simple deseo de retirarse del compromiso y la responsabilidad. ¿En qué casos el hombre está tan solo huyendo, escondiéndose, escapando de su pasado y de las cargas que él mismo se ha impuesto?

Cuando un hombre trata de aislarse para tener una vida más cómoda, probablemente se está escondiendo. Una verdadera búsqueda de la visión no es cómoda en absoluto. Una verdadera búsqueda de la visión es una prueba muy severa. Exige que afrontes tus miedos y tus deseos más reales. Cuando un hombre está en una auténtica búsqueda de la visión, prescinde de toda distracción y afronta la esencia de sí mismo, el verdadero sonido de su corazón, en soledad, sin trabajo ni mujer que le ocupen.

Sin embargo, cuando un hombre deja una situación desagradable para disfrutar la inmunidad de la soledad, solo está huyendo del crecimiento. Está evitando la responsabilidad. Es posible que piense que está volviendo a empezar, pero en realidad no ha cambiado nada. Simplemente se ha retirado de un juego en el que iba perdiendo.

Una verdadera búsqueda de la visión implica abandonar las actividades de la vida cotidiana, como el trabajo y las relaciones íntimas, el tiempo suficiente para reconectar con los auténticos deseos de tu corazón, con tu verdadera dirección en la vida. Seguidamente, puedes retomar tus actividades y transformarlas en expresiones de tu don más elevado.

La falsa liberación de la responsabilidad implica un alejamiento del dolor y del constreñimiento para buscar una situación más fácil, con menos presión, que puede tomar la forma de una nueva relación o de un cambio de trabajo. Simplemente has cambiado de juego; no has transformado tu vida en una expresión artística de tus verdaderos talentos.

La búsqueda de la visión recorta toda la grasa acumulada de las responsabilidades y motivaciones poco auténticas para revelar la certeza de tu corazón, que entonces puede resplandecer en tu vida e iluminar cada paso que das con la luz de tu don más elevado.

Una falsa liberación se asemeja más a un cambio de ropa, lo cual puede ser refrescante, pero no cambia tu presencia en el mundo ni transforma tu manera de actuar.

En la auténtica soledad, o en compañía de otros hombres entregados al conocimiento de sí mismos, lo masculino se desnuda hasta el corazón, hasta los huesos. Aquí un hombre (o una mujer) puede descubrir su verdadero propósito sin distracción ni consuelo. Seguidamente, cuando vuelve a colocarse la carne, cuando vuelve a la vida cotidiana del trabajo y las relaciones, se mantiene centrado en su corazón, y los círculos concéntricos de su certeza y apertura irradian hacia el exterior abarcando su carrera profesional, su mujer, sus hijos y cada elección que haga en la vida.

Variedad de camisetas masculinas

En una fiesta no es extraño que las mujeres quieran bailar y que los hombres se sienten y miren, o que hablen seriamente unos con otros mientras las mujeres se sueltan el pelo en la pista de baile. Lo femenino está *en* la vida y quiere moverse con las energías de la vida. Lo masculino *trasciende* la vida y quiere liberarse de ella, estar fuera, tal vez mirando, pero no atrapado en el caos y flujo que parecen intrínsecos a la esencia sexual femenina.

En un momento de la primera etapa, un hombre (o mujer) con esencia sexual masculina trasciende la vida evitando las emociones y tratando de alzarse por encima de su pareja y del flujo de la vida. Él no desea implicarse. Prefiere ver la televisión y leer el periódico que hablar con su mujer. Preferiría disfrutar del reino de la «perfección» —el perfecto enceste en el partido de baloncesto, el crucigrama perfectamente resuelto— que estar en el «imperfecto» reino de las relaciones, de la emoción y de la vida. Mientras que su mujer bebe champagne para disfrutar más de la danza de la vida, él devora cerveza para insensibilizarse al infierno en el que se siente atrapado.

Un hombre de la primera etapa puede expresar su perspectiva trascendental poniéndose una camiseta que diga: «La vida es un fiasco y después te mueres». Por supuesto, en cierta medida, tiene razón. Buda enseñó que la vida es sufrimiento e impermanencia, pero también mostró cómo alcanzar la libertad intemporal, y no cómo beber cerveza para escapar temporalmente del dolor.

A diferencia del hombre de la primera etapa, el hombre de la segunda etapa trasciende la vida adorando la mente. Le encanta pensar en cosas, como si la respuesta a la vida pudiera formularse a través del pensamiento. Le encanta cuestionar la vida y considerar diversos conceptos, perspectivas y filosofías. El hombre de la segunda etapa disfruta de las conversaciones serias, y a menudo elige a una pareja que comparte su filosofía y sus puntos de vista sobre la vida. Le encanta la «perfección» del arte de calidad, una buena botella de vino y una teoría elegante.

El hombre de la segunda etapa suele intentar crear un reino personal de perfección, un jardín del Edén sobre la Tierra. Es posible que participe en política, o que cree una comunidad donde personas de mentalidad parecida puedan vivir juntas, o que restaure una casa en la playa donde poder retirarse a un paraíso de comodidad personalmente diseñado.

Además, el hombre de la segunda etapa se esfuerza por entenderlo todo o piensa que ya lo *ha* entendido. Puede ponerse muchas camisetas que expresen su trascendencia, su capacidad de elevarse por encima de las cosas: «La vida es una playa», «Visualiza la paz», «Cuestiona la autoridad» o «Vive tu sueño».

El hombre de la tercera etapa trasciende la vida realizando su verdadera naturaleza, así como la verdadera naturaleza de la vida misma. Es posible que no se esfuerce por mejorar su vida, pero su práctica momento a momento consiste en reconocer la perfección existencial inherente: no en los detalles, sino en el «testigo» perfecto de la vida misma, la conciencia. Es posible que diga: «La vida es un fiasco», y después esboce una amplia sonrisa. Es posible que diga: «La vida es una playa», mientras recuerda y hace hincapié en los millones de personas hambrientas que sufren cada día en la Tierra. El hombre de la tercera etapa experimenta la vida como una escuela temporal, un lugar donde cada uno de nosotros puede aprender a amar plenamente y a desapegarse plenamente.

Por supuesto que la vida es un fiasco; la pregunta de la tercera etapa es: «¿Puedes sentir tu verdadera naturaleza, la perfección de la conciencia, y así trascender el sufrimiento inherente a un lugar donde todo el mundo muere?». Por supuesto, puedes dedicarte a crear una utopía en la Tierra. Las preguntas de la tercera etapa son: «¿Puedes sentir el tremendo sufrimiento que hay en nuestra Tierra con el corazón abierto?» y «¿Puedes mejorar creativamente tus circunstancias y seguir amando sin protegerte?».

El hombre de la tercera etapa puede llevar una camiseta que diga: «Ya soy libre». Trata de encontrar la felicidad antes de vivir la experiencia, trascendiendo la vida y sin embargo incluyéndola. Reconoce que la vida es como es: mitad placer y mitad dolor…

si eres relativamente afortunado. Y, aun así, todo lo que nace termina muriendo antes o después. Lo que crees puede ser destruido y, de hecho, *será* destruido. Esta es la realidad de la vida.

El hombre de la tercera etapa se da cuenta de que es inútil intentar escapar de la vida y de las relaciones, o intentar mejorar la vida y las relaciones, como si dicha mejora condujera a la verdadera felicidad.

En un momento de la tercera etapa te das cuenta de que no puedes encontrar la verdad *en* el mundo y las relaciones, ni *fuera* del mundo y las relaciones. Sin embargo, puedes relajarte en tu verdadera naturaleza, que *es* felicidad, tanto si tu mundo y tus relaciones son agradables como si no. Tu verdadera naturaleza ya es libre, ya es trascendental, ya es feliz, ya es amorosa.

Liberado en la verdad de su propio ser, el hombre de la tercera etapa podría seguir renovando la casa de la playa o salir de juerga con sus amigos, pero no buscará la felicidad en estas actividades. Él estará *expresando* felicidad. Ya está descansando en la felicidad trascendental, en su verdadera naturaleza, en el espacio de conciencia que siempre *es*, independientemente del sabor de la experiencia.

San Bogart

En la película *Casablanca*, el personaje representado por Humphrey Bogart se despide de la mujer a la que ama y que nunca volverá a ver cuando ella está a punto de subir en el avión. Es evidente que él sufre, que está enamorado, que desea poder vivir con ella eternamente. Pero las circunstancias dictan que ella tenga que partir. El personaje representado por Bogart lo sabe. Y acepta su destino, aunque su corazón es una herida abierta.

En ese momento, él presta su trascendencia masculina a la mujer a la que ama y que no volverá a ver. Le dice algo como:

«Los problemas de tres personas no representan más que un puñado de frijoles en este loco mundo».

Esta es la expresión quintaesencial de la trascendencia masculina. Nuestra experiencia personal no significa nada en el esquema universal. Nuestras relaciones íntimas, que nos parecen tan importantes, apenas son un fogonazo de pálida luz en la irradiación total del cosmos. Incluso la totalidad de la humanidad no es más que un momento; quedará en nada tras la eventual explosión del Sol.

La vida no representa más que un puñado de frijoles.

El hombre de la primera etapa experimenta esta toma de conciencia e intenta escapar temporalmente del dolor viendo la televisión, bebiendo, fumando, trabajando o copulando.

El hombre de la segunda etapa experimenta esta toma de conciencia y trata de mejorar acumulando conocimiento o construyéndose una vida cómoda y creativa. Es posible que la vida no represente ni a un puñado de alubias, pero él va a intentar hallar algunas respuestas, o al menos va a disfrutar de lo bueno de la vida mientras dure.

Un hombre de la tercera etapa sufre esta toma de conciencia y ya no busca la felicidad intentando adquirir experiencia o conocimiento. El sufrimiento le ha hecho tomar conciencia gradualmente de la futilidad de tal búsqueda. La gracia le ha permitido vislumbrar su verdadera naturaleza, que también es la verdadera naturaleza del mundo, la conciencia espaciosa que trasciende las particularidades de la vida. Él practica momento a momento el recuerdo de eso que trasciende los altibajos de la vida. Y se da cuenta de que ya es eso. Ya es *libre*.

Cuando llevas siempre puesto un reloj de pulsera, es fácil que te olvides de él. Después de un tiempo, ya no eres consciente de llevarlo en la muñeca. Como es un aspecto de tu experiencia que no cambia, no lo notas. Asimismo tu ser permanece *siempre* igual, y por tanto es muy fácil de olvidar. Tú —quienquiera que seas— eres una constante absoluta en tu experiencia, y por tanto pasas inadvertido, como un reloj que siempre llevarás puesto en la muñeca.

Sin embargo, cuando finalmente sientes quién eres, te das cuenta de que lo que siempre has buscado es lo que ya eres. Cuando despiertas a tu verdadera naturaleza, puedes empezar la práctica de recordar quién eres, de reconocer tu verdadera naturaleza, tanto si tu experiencia de vida actual es placentera como si es dolorosa. Y te das cuenta de que la perfección trascendental de tu verdadera naturaleza es lo que has estado intentando reproducir en medio del olvido al que te lleva la bebida, de la absorción en la televisión, de la intimidad profunda, de las políticas de paz o de la hermosa casa en la playa.

El hombre de la tercera etapa practica momento a momento el reconocimiento de su naturaleza trascendental, de quién es verdaderamente en todo momento, independientemente de lo grande o hermoso que sea su puñado de frijoles.

Esta expresión de la esencia sexual masculina trascendental es algo propio de un «San Bogart». Y, por eso, esta escena de *Casablanca* es memorable para tanta gente. El amor trasciende la relación. El «te quiero» es verdad, aunque uno tenga el corazón roto por el fin inevitable de la relación. La esencia sexual masculina de la tercera etapa es capaz de permanecer libre y amorosa en tales circunstancias, trascendiéndolas con una conciencia abierta y con amor.

En la íntima comunión, lo femenino suele enseñar a lo masculino que es posible ser totalmente libre y amoroso dentro de la vida y de la relación: ella demuestra que no tienes que salir de la vida y de la relación para ser verdaderamente feliz.

Lo masculino suele enseñar a lo femenino que es posible ser totalmente libre y amoroso tanto si la vida y la relación continúan como si no: él demuestra que no tienes que aferrarte a la vida y a la relación para ser verdaderamente feliz.

Masculinidad, pureza y muerte

A lo largo de la historia y en todo el mundo, los clubes de hombres han tratado de crear lugares «puros», no alterados por la atractiva, salvaje y caótica energía femenina. Históricamente, la «torre de marfil» académica era un club de hombres, donde las ideas abstractas, las matemáticas, las teorías y los conceptos reinaban sin oposición. Históricamente, las mujeres se han visto excluidas de muchos clubes espirituales masculinos, como los de los sacerdotes cristianos, los monjes budistas, los swamis hindúes y los rabinos judíos. Estos grupos siempre han estado caracterizados por un sentimiento de pureza, perfección y trascendencia mística. Es decir, se han aproximado a la quietud inmutable de la muerte o al «más allá», más que a la cambiante imprevisibilidad de la vida.

Por supuesto, también ha habido clubes y culturas de la diosa que han albergado tanto a lo masculino como a lo femenino, tanto los aspectos de la experiencia afines a la vida como los afines a la muerte. Yo solo apunto esta observación: los clubes que han excluido a las mujeres han estado dominados tradicionalmente por la preferencia masculina por la inmutabilidad y la perfección. Es decir, han tratado de recrear en la Tierra una versión escueta y formal de eso que trasciende la vida terrenal: la muerte, o lo que está más allá de la vida.

La esencia sexual masculina se siente en casa en la muerte. A veces, incluso corteja a la muerte, tanto la propia como la de otros, como una forma de sentir placer: cazar, guerrear, carreras automovilísticas, etc. Y si la esencia sexual masculina no corteja a la muerte literalmente, a menudo hace la corte a una muerte mística, a la muerte del ego, al final del deseo a través de la práctica espiritual.

Además, incluso cuando un hombre (o cualquiera con una esencia sexual masculina) está intensamente implicado en la vida y en las relaciones, trata de recrear la «muerte». En el sexo, busca la «pequeña muerte» del orgasmo, después de la cual puede quedarse en estado de paz, libre de deseo, y caer dormido en la dulce nada (a menudo para consternación de su mujer). En el mundo financiero trata de «rematar» sus operaciones. En el fútbol espera que su equipo «acabe» con el adversario.

Cuando los hombres beben alcohol, suelen hacerlo para olvidar, para entrar en un estado de soltura despreocupada y feliz, en una dicha como de muerte, más que para disfrutar con mayor intensidad de las sensaciones de la vida. Un ritual masculino muy extendido en todo el mundo es el de tomar drogas hasta «perder el control o perder el sentido». De hecho, tal empleo de las drogas y el alcohol a menudo constituye una iniciación masculina que diferencia a los hombres de los niños. ¿Quién puede sentirse bien cuando su mente se disuelve, el cuerpo se insensibiliza y el estado de feliz liberación de la vida, el estado «como de muerte», se acerca?

Lo masculino de la primera etapa es adicto a la «libertad» irresponsable de la muerte, haya sido traída por la botella, por la aguja, por la televisión o por el orgasmo.

Lo masculino de la segunda etapa suele estar atemperado por lo femenino interno, y por eso no admite su deseo de un estado extremo «parecido a la muerte». A menudo se conforma con una desencarnación virtual: el mundo de las teorías más que el de la sensualidad corporal, el reino del pensamiento más que el del sentimiento. Lo masculino de la segunda etapa suele preferir la conversación al fútbol, el «compartir» al sexo «salvaje».

Lo masculino de la tercera etapa está comprometido a practicar la «muerte» estando vivo. Es decir, tanto si está involucrado en la vida como si no, es consciente de eso que trasciende la vida. Tanto si tiene relaciones sexuales como si no, permanece en la dicha que trasciende las sensaciones corporales. Tanto si está en relación como si no, ya es libre, como si ya estuviera muerto, plenamente activo en la relación pero al mismo tiempo profundamente indiferente. La práctica del hombre de la tercera etapa es el reconocimiento de la conciencia. Reconoce que la conciencia es su verdadera naturaleza. Es eso que siempre es verdad, que siempre está presente; eso que no es afectado por la experiencia y que permanece inmutable aunque su vida siga cambiando.

Al reconocer su propia naturaleza como conciencia, el hombre maduro de la tercera etapa ya es libre, como si ya estuviera muerto, aunque participe y esté involucrado en el juego de la vida. Se siente lleno antes, durante y después del sexo. Ya está en paz, tanto si gana como si pierde esta partida. La muerte es su hogar, no la muerte vacía de la negación, sino la infinitud indefinida y espaciosa de la perfecta apertura, la conciencia «desapegada» y el amor no amenazado.

Este es el mismo «espacio» al que lo masculino de la primera etapa intenta aproximarse a través del alcohol y el orgasmo, y al que lo masculino de la segunda etapa trata de aproximarse a través del pensamiento y la aventura creativa. Todos los hombres están intentando aproximarse a cualquier vislumbre de la perfección de verdad, de la paz espaciosa que experimentaron originalmente. Pueden intentar recrearlo a través del dinero, del sexo, del conocimiento y de la creatividad, pero no lo conseguirán.

Fracasarán porque no puede ser creado; solo puede ser reconocido. *Ya* es su verdadera naturaleza, su esencia. Ellos *son* la espaciosidad, la vastedad que tratan de experimentar con todas las pequeñas muertes y liberaciones que preparan para sí mismos constantemente. El hombre de la tercera etapa sabe esto, y por eso practica el reconocimiento directo de la parte de sí que ya está muerta, que ya es indiferente, porque solo está observando la vida y nunca se siente amenazada ni cambiada por ella. Entonces él practica recordando esa parte de sí mismo, relajándose en ella, siendo ella, al tiempo que abraza amorosamente la vida.

Finalmente, el hombre de la tercera etapa se da cuenta de que solo ha sido ese uno, esa conciencia, ya libre del nacimiento, del cambio y de la muerte. Entonces se relaja verdaderamente en su hogar, *siendo* su hogar. La placentera sensación de liberación que ha experimentado con la cerveza, el orgasmo o el pensamiento solo es una pequeña experiencia del hogar que verdaderamente anhela: el hogar donde, paradójicamente, ya está. En la tercera etapa, simplemente relaja su atención en la medida suficiente para reconocerlo.

El filo masculino crece por etapas

Tal como lo femenino aprende la verdad del amor etapa tras etapa, lo masculino aprende la verdad de la muerte. Etapa tras etapa, él permanece en el filo y aprende a trascender su miedo a la pérdida y a la muerte.

En la primera etapa, el filo masculino se experimenta en el desafío que supone un oponente externo, un «otro»: otros agentes de bolsa, otros jugadores de fútbol, otros maestros de ajedrez, otros países. El objetivo es ser un ganador y no un perdedor.

En la segunda etapa, el filo masculino se experimenta en el enfrentamiento con uno mismo: luchando contra tus demonios internos, afrontando tu propio lado oscuro y descubriendo tus recursos internos. El objetivo es emerger siendo un maestro de tu propia vida.

En la tercera etapa, el filo masculino se experimenta en un reto que exige autosacrificio: la cuestión no es sobrevivir, no es ganar ni ser dueño de tu propia vida, sino descubrir lo que no puede morir. No te estás esforzando por salir victorioso ante un oponente externo o un demonio interno; estás afrontando tu propia ilusión de que *puedes* salir victorioso.

El héroe masculino de la tercera etapa es el que «ya ha muerto», el que está completamente dispuesto a relajarse en la conciencia, más allá del emerger de las experiencias de la vida, de modo que en la vida ya no le queda nada que perder ni que ganar. Por tanto, este héroe masculino es verdaderamente libre. Su libertad no se limita al campo de fútbol o a su propia psique; se ha convertido en la libertad misma. Ha realizado su verdadera naturaleza: es el mismo antes de que surja ninguna experiencia particular y después de que se haya producido cualquier experiencia particular.

Mientras un hombre (o mujer) no reconozca su verdadera naturaleza, siempre buscará su libertad en otra parte. Racionalizará: «Cuando tenga suficiente dinero en el banco para poder vivir de los intereses, entonces me sentiré libre». O también: «Cuando entienda verdaderamente mi psique y escriba un libro sobre ello, me sentiré libre».

Pero la verdadera libertad, la única libertad que no puede ser amenazada, es inherente a nuestro ser. En cualquier momento, lo único que tenemos que hacer es saber quiénes somos, y entonces sabremos que nuestro ser nunca está constreñido o amenazado por la experiencia, que solo es testigo de ella, por más placentera o dolorosa que pueda ser. Ya somos libres, ahora mismo, en este momento; pero solo reconocemos esta libertad cuando sabemos quiénes somos, quiénes somos siempre, en lugar de perdernos en los detalles del momento. Y esta capacidad de saber «quién soy yo» es lo que cultivamos en la práctica de la íntima comunión.

Lo femenino lucha por encontrar el amor. En la primera etapa, Ella busca fuera de sí alguien que la ame en una relación de dependencia. En la segunda etapa, Ella mira dentro para darse el amor que quiere, en una relación al 50-50 con una pareja que está haciendo lo mismo. Finalmente, en la tercera etapa, Ella descubre que cuando no está buscando el amor puede relajarse y ser el amor, y después practicarlo en íntima comunión.

Lo masculino lucha por encontrar la libertad, y su lucha suele tener lugar en el límite. En la primera etapa, Él intenta encontrar la libertad mirando hacia fuera y dominando sus límites económicos. En la segunda etapa, busca la libertad mirando hacia dentro y tratando de dominar sus límites psicológicos, sus miedos personales y sus demonios internos.

Finalmente, en la tercera etapa, Él se da cuenta de que sus límites son una ilusión. De hecho, *Él* es la ilusión. Ahora su límite es la práctica de esta toma de conciencia, el reconocimiento momento a momento de que su miedo esencial, el miedo a la muerte, se basa en una presunción falsa: la de que Él es algo separado que puede morir.

En la práctica de la íntima comunión, lo femenino se da cuenta de que tanto si se siente amado como si no, siempre puede dar amor; que, de hecho, Ella *es* amor, aunque sus nubes emocionales puedan oscurecer su verdadera naturaleza, del mismo modo en que las nubes pueden oscurecer temporalmente el constante brillo del Sol. Por tanto, en la íntima comunión, el don femenino es el don del amor, y este don debe ser practicado.

En la práctica de la íntima comunión lo masculino se da cuenta de que, tanto si tiene éxito como si fracasa en la vida, Él es libre; de hecho, su verdadera naturaleza es la libertad misma. Él toma conciencia de que sus pensamientos y experiencias vienen y van, y de que Él siempre es testigo de ellas y siempre lo ha sido. Él se da cuenta de que su verdadera naturaleza como conciencia siempre permanece inalterada por la experiencia, y esto es evidente en cualquier momento en que la recuerda o la reconoce. Cuando Él se olvida de su verdadera naturaleza y empieza a confundirse con aquello que experimenta —con su experiencia del dinero o de la creatividad, por ejemplo—, entonces sufre el inevitable dolor de la pérdida, porque cualquier experiencia de ganancia también puede convertirse en una experiencia de pérdida.

En la íntima comunión, el don masculino es la libertad y el don femenino es el amor, que puede ser ofrecido por un hombre o por una mujer. Lo masculino practica tomando conciencia de su verdadera naturaleza a pesar de sus experiencias de pérdidas y ganancias. Esta práctica es su «filo», su límite. Lo femenino practica el recuerdo del amor rindiéndose a su propia naturaleza, que es amor, a pesar de sus experiencias de aceptación y rechazo.

9

El camino femenino

Lo femenino es la fuerza de la vida

La fuerza femenina es mucho más que la condición de ser mujer. Lo femenino es la fuerza de la vida misma, y puedes experimentarla de muchos modos.

Está sonando tu música favorita y, sin pensar, tu cuerpo empieza a moverse. Tus brazos se extienden en el aire, tus caderas se balancean, tus ojos se cierran. Tu cuerpo y la música parecen ser uno, moviéndose grácilmente al unísono. La danza es espontánea, no ha sido ensayada, como si la música misma fuera la sangre que se mueve por tus brazos, piernas y torso. Así es la danza de la fuerza femenina, la danza del amor sin objetivo, la celebración corporal de la vida.

Estás sentado en tu escritorio intentando acabar un crucigrama, muy concentrado. El mundo externo parece no existir mientras te entregas intensamente a la búsqueda de la respuesta que te falta. De repente, entra del jardín una ráfaga de brisa trayéndote la fragancia de las gardenias. Tu cuerpo se distiende, abandonas tu esfuerzo y te relajas en la silla inspirando el dulce aroma de las flores y sonriendo. Tu respiración se hace profunda, tu frente se alisa y los músculos de tu cuello se relajan. La fragancia te recuerda la vida y te alivia de tus esfuerzos mentales, al tiempo que refresca tu sonrisa y hace que te sientas agradecido a la tierra. Este es el signo de lo femenino, la bendición de la alegría sensual y el rejuvenecimiento.

Durante un momento, te permites sentir tu respiración entrando y saliendo de los pulmones. Contén tu respiración y date cuenta de que tu deseo de respirar va aumentando hasta que finalmente te rindes a la fuerza de la respiración misma. Finalmente cedes al deseo de respirar, al deseo de vivir. Este es otro aspecto de la fuerza de vida femenina, la energía que te hace respirar.

Siente tu corazón. Si te relajas y te sientas en silencio, podrás sentir el latido de tu corazón. También es posible que sientas el bombeo de la sangre pulsar por tus brazos y piernas. Esta circulación constante y vivificante es otro aspecto de la fuerza femenina, la energía que mueve la sangre por todo tu cuerpo.

Si es posible desde donde estás sentado, escucha el rumor del viento o mira los árboles balancearse por la brisa. En la naturaleza todo está en movimiento. Si tomas un puñado de tierra y lo miras al microscopio verás miles de pequeños organismos moviéndose. El agua, en forma de savia, asciende y desciende por los troncos de los árboles y los tallos de los arbustos. Y dentro de cada gota de agua hay millones de pequeñas criaturas nadando constantemente. Nada que esté vivo permanece totalmente quieto e inmóvil. En todas partes, la vida está en movimiento.

Nuestros cuerpos, nuestros sentidos y la tierra viviente son manifestaciones de la fuerza femenina. Ella —la fuerza femenina— es la fuerza de vida. Todo lo que es atractivo en la vida, todo lo que es pavoroso, no son sino aspectos de su forma danzante. Los volcanes, los arcoíris, los pezones, las flores, los huracanes y la sangre nos maravillan y nos repelen. Lo femenino no solo se manifiesta en forma de mujer, como el género femenino, sino que lo hace en todo el mundo viviente.

Cuando nos permitimos relajarnos y disfrutar del mundo viviente con sus vistas, sonidos, olores y relaciones de todo tipo, nos permitimos intimar con la fuerza femenina. Cuando nos permitimos sentir no solo nuestros sentimientos, sino también la «música» del mundo que nos rodea, nos estamos moviendo con la fuerza femenina.

La sexualidad misma es una expresión quintaesencial de lo femenino, una danza relacional plenamente corporizada de amor, sensualidad, sentimiento y creación. Independientemente de si eres hombre o mujer, la sexualidad es una expresión de la fuerza femenina del amor encarnado. La manera que tengas de relacionarte con la sexualidad, la medida en que te sientas libre o constreñido, refleja tu actitud hacia la fuerza femenina en general.

La energía que mueve la vida es la fuerza de lo femenino. Ella es imparable. Ella es la fuente de toda vida, la que mueve la sangre, la que respira la respiración, el flujo del agua del río. Lo femenino *es* la vida. Podemos sentir cómo se mueve y vive en cuanto nos abrimos a Ella, en cuanto *somos* Ella.

La esencia de lo femenino es irradiación

Imagina que estás sentado en tu terraza, preocupado por cómo pagar la hipoteca. Y pasa por allí un colibrí que te llama la atención. El pájaro va moviéndose en zigzag de flor en flor. Al mirar las hermosas flores —caléndulas doradas, tulipanes rojos, dedaleras moteadas— te olvidas de la hipoteca. Sonríes a la belleza de las flores, al pájaro, a la visión sublime de la gloria natural. Tu cuerpo se relaja y se te abre el corazón. Has sido agraciado, por un momento, con la radiante belleza de la fuerza femenina.

Vas conduciendo por la autopista, levantas la vista y divisas un arcoíris perfectamente formado, vivo y lleno de colores brillantes, efímeros, resplandeciendo en el aire. En medio de los coches y del asfalto, en medio de un día laborable de lo más gris y ordinario, el arcoíris es una bendición maravillosa: una visión deslumbrante del radiante misterio femenino.

La irradiación es la esencia de lo femenino. En la visión de una flor, de un arcoíris, de un hombre o de una mujer distinguimos cierta gracia, brillo y belleza misteriosa que podemos describir como «irradiación».

A medida que el cuerpo envejece, puede empezar a marchitarse. Nuestro saludable brillo juvenil se empaña cuando se nos arruga la piel y empezamos a perder pelo. Pero si nos sentimos felices por dentro, la edad nos aporta madurez, una profundidad y un poder que no hacen sino potenciar nuestra radiación. Independientemente de nuestra apariencia externa, nuestro brillo interno puede resplandecer, y es esta irradiación la que constituye la esencia de lo femenino.

La mayoría de nosotros somos muy conscientes de este brillo, al menos superficialmente. La industria cosmética es muy consciente de que la irradiación es la esencia de lo femenino, y de que resulta muy atractiva tanto para los hombres como para las mujeres. Se anuncian maquillajes para hacer que la piel de la mujer «brille», para añadir «lustre» a su pelo, para «iluminar» sus ojos y que sus labios «resplandezcan». En una palabra, se usa maquillaje para que la mujer esté *radiante*, aunque solo sea superficialmente. Asimismo, las joyas y la ropa pueden potenciar el brillo de su irradiación innata.

Pero es la radiación natural del amor mismo lo que constituye la verdadera esencia femenina. Puede acentuarse mediante el uso de ropas hermosas, joyas y maquillajes. Puede ser sustentada por la buena salud y los cuidados. Pero solo hay un modo de potenciar verdaderamente la irradiación innata de lo femenino: el amor.

Cuando tu corazón irradia amor, estás radiante. Todo el mundo es testigo de la transformación que experimentan las personas cuando se enamoran. Parecen brillar. Entran en una habitación y el espacio se ilumina. El amor mismo es un resplandor que no solo brilla en los ojos y la sonrisa de la persona, sino que irradia hacia su entorno.

Entonces, ¿qué hemos de hacer para potenciar nuestra irradiación innata? Relajarnos en nuestro corazón amoroso. Tenemos que aprender a abandonar nuestras resistencias y dar amor. Cada uno de nosotros seguimos un camino de crecimiento diferente, pero todos los verdaderos caminos son caminos de amor. No son caminos *hacia* el amor; son caminos *de* amor. Podemos practicar la apertura de nuestros corazones al amor paso a paso, bien en terapia, en la relación íntima, a través del servicio o en la meditación. A medida que practicamos, va aumentando nuestro brillo. La esencia de lo femenino es este brillo de amor. Y es esta irradiación la que a lo masculino le parece más atractiva.

Lo masculino busca completarse en lo femenino. Así, cuanto más brille lo femenino, más satisfará esa persona el deseo de plenitud de su pareja masculina, aunque no haga mucho más. Una persona verdaderamente radiante parece no tener que hacer gran cosa para atraer una pareja, ¡excepto irradiar! Y esa irradiación es muy real, tangible y valiosa.

Lo femenino es la fuerza de atracción y encantamiento

Como una estrella, la Luna, una flor o un atardecer, lo femenino nos atrae y nos encanta, al tiempo que abre nuestros corazones a la belleza y al amor.

Buscamos lo femenino cuando nos vamos de vacaciones; a menudo elegimos lugares de extraordinaria belleza natural para disfrutar de su encanto. Contemplando la majestad del Gran Cañón o el azul interminable del mar vamos más allá del nudo de nuestros pequeños problemas. Incluso un pequeño vislumbre de un hombre o de una mujer hermosos nos hace salir de nuestro pequeño mundo y hace que nos sintamos encantados por su atractivo durante horas o días.

Puede estar en el modo en que el hombre nos dice algo, o en la mirada de la mujer, o en cómo las nubes se pasean por el cielo, pero, en cualquier caso, la fuerza de la atracción femenina nos hace suspirar, sonreír, relajarnos. Hombres y mujeres valoran enormemente esta cualidad encantadora de lo femenino, tanto en las personas como en la naturaleza.

Pero no me refiero al mero atractivo físico. Estoy hablando de la belleza interna, de la irradiación curativa que brilla con intensidad desde un corazón feliz. Esta belleza es innata a lo femenino, independientemente de la apariencia física *a través de la cual* brille. La esencia de lo femenino puede brillar con tanta fuerza en el tulipán como en la rosa, en el atardecer naranja como en el cielo rojo, en una joven de diecisiete años como en una sabia y grácil mujer de sesenta años.

No todo el mundo es agraciado físicamente. No todo el mundo tiene el físico de las modelos que posan para las revistas. E incluso las personas que son muy guapas en sus años jóvenes pierden su belleza al hacerse mayores. El proceso de envejecimiento es completamente natural, y no tiene nada que ver con el verdadero atractivo femenino.

En plena elaboración de este libro, pasé varios meses en la isla indonesia de Bali. Allí entablé amistad con una familia balinesa que tenía un pequeño restaurante con tres mesas de bambú, donde iba a comer frecuentemente. La familia la componían una mujer y sus tres hijas. Las tres hermanas, todas ellas en torno a los veinte años, eran extraordinariamente hermosas. Cualquiera de ellas podría haber salido en la portada de una revista. De hecho, dos eran modelos profesionales. Sus cuerpos, sus rostros, su pelo..., todo lo relacionado con su aspecto era cautivador. Apenas podía comer, absorto ante tal belleza.

Durante las primeras semanas, ellas fueron las únicas personas que vi en aquel pequeño restaurante. Pero un día la madre salió de la cocina al comedor. Nunca olvidaré ese momento. Las tres bellas hermanas estaban sentadas en la zona del comedor, conversando. Su madre se dirigió a ellas, y lo que vi me dejó perplejo.

La madre rondaba los sesenta años. Tenía la piel arrugada por el sol, y estaba claro que ya no era una mujer joven. Pero tenía una belleza incomparable. Sus ojos emitían una rara luz de amor, compasión y humor. Cada uno de sus movimientos estaba lleno de una «gracia de otro mundo».

Ella me miró y su sonrisa me iluminó el corazón. No podía creérmelo. Por muy bellas que fueran sus hijas, esta mujer mayor lo era todavía más.

Lo que me encantó no fue su apariencia física, sino su disposición. Estaba tan relajada, era tan amorosa, tan feliz, tan sabia y tan radiante que tuve ganas de hacerle una reverencia en honor a su plenitud femenina. Sus hijas eran pequeños capullos en comparación con la plenitud de su florecimiento. Tal vez algún día las hijas alcanzaran la grácil profundidad de la madurez femenina que tenía su madre, pero, de momento, solo eran muchachas hermosas. Sin embargo, su madre —aunque era mayor y tenía la piel arrugada— inspiraba admiración por la profundidad y plenitud de su fuerza femenina. Mi corazón se ensanchaba al verla, y siguió haciéndolo cada vez que la veía a lo largo de los dos meses siguientes.

Lo femenino *es* precioso. Lo femenino *es* radiante. La atracción física podría expresar un aspecto de esta irradiación, pero no dura, e incluso cuando lo hace es muy superficial. Sin embargo, la fuerza femenina de las personas siempre es atractiva, amorosa y radiante si se le rinden honores adecuadamente y se le permite mostrarse en su plenitud única. Una estrella no tiene por qué ocultar su brillo, por más que sienta que está pasando «inadvertida».

Por qué lo femenino quiere ser notado

En general, cuanto más femenina sea la esencia sexual de una persona, tanto más deseará que se perciba su atractivo. Esto es un signo natural de una esencia sexual más femenina.

Si tienes una esencia sexual femenina, serás particularmente sensible a esta cualidad de atracción, tanto la tuya como la de los demás. Tú eres sensible a si te sientes atractivo —como una estrella centelleante o un atardecer— o no. Resulta doloroso no sentirse atractivo o pasar inadvertido. ¿Por qué? Porque la atracción es uno de los dones naturales de lo femenino. Y solo somos verdaderamente felices cuando ofrecemos nuestros dones innatos.

En nuestra cultura dominada por lo masculino, esta preocupación por la atracción suele considerarse egocéntrica o intrascendente. Pero, en realidad, la sensibilidad a la atracción es un reconocimiento natural del poder, de la profundidad y de la belleza de una de las cualidades de la fuerza femenina.

Irradiación femenina en los hombres

La fuerza femenina está activa tanto en los hombres como en las mujeres. Las estrellas de rock masculinas, los modelos y los culturistas —de hecho, todos los hombres que cultivan su irradiación atrayente— están tratando de potenciar su brillo femenino, su poder de atracción y encantamiento. Gracias al movimiento cultural moderno hacia el equilibrio al 50-50 de las cualidades masculinas y femeninas, a los hombres contemporáneos se les «permite» reconocer sus cualidades femeninas más que en el pasado.

La popularidad de las peluquerías masculinas, de los gimnasios, de la manicura y de la cirugía estética para hombres ha aumentado drásticamente en los últimos veinte años. Gracias a Dios, ahora se acepta que los hombres se preocupen de su atractivo, tal como siempre se ha aceptado de las mujeres.

Sin embargo, esta tendencia de los hombres a reclamar su feminidad puede afectar sus relaciones íntimas. En una ocasión, una cliente, Anna, me habló de la frustración que sentía con su novio, Jon.

Jon dedicaba abundante tiempo y dinero a llenar su elegante armario ropero. Cuando Jon y Anna se preparaban para salir juntos, él se retrasaba. Se pasaba tanto tiempo delante del espejo —asegurándose de que su pelo estuviera perfecto, limpiando toda la pelusa de su nueva chaqueta y masajeándose la cara con crema hidratante para hombres— que a ella se le hacía eterno.

No era especialmente del agrado de Anna que Jon se preocupara tanto de su propio atractivo. Seguramente le gustaba el hecho de que él se ocupase de su apariencia, pero hubiera preferido ser ella la receptora de las alabanzas y de su adoración de la atracción femenina en lugar de serlo la imagen de él en el espejo. Sin pensar en ello, Anna empezó a sentirse frustrada y a desear que Jon fuera más masculino y se sintiera atraído por su energía femenina, en lugar de que se preocupara tanto por su propia irradiación femenina.

Un aspecto negativo de los hombres de nuestros días es que al buscar el equilibrio saludable 50-50, empiezan a apreciar más sus propios dones femeninos de atracción que los de su pareja íntima. Una cosa es que el hombre madure y deje de ser un macho descuidado para ser un atractivo caballero, y otra muy distinta que valore su propio atractivo más que el de la mujer de su elección.

FEMENINO, MASCULINO Y EL CUERPO

La has visto. Tal vez en una playa desierta, despojándose felizmente de su ajustado traje de baño y sumergiéndose grácilmente en el mar, disfrutando de la sensación del agua en contacto con su piel. O tal vez fue en una pista de baile, donde parecía ser la expresión danzante de un universo feliz de ser lo que es. O tal vez la viste por la calle, con un caminar quizá no tan intencionado como el de los demás, pero moviéndose con soltura femenina y relajación sensual.

Lo femenino vive en el mundo de la sensación, el mundo del cuerpo, el mundo de la conexión invisible con el flujo de los elementos y las fuerzas naturales. Cualquier persona, hombre o mujer, que esté igualmente conectada con el mundo que le rodea tiene una feminidad muy desarrollada.

También has visto cómo determinadas personas destilan energía extremadamente masculina. Muchas veces has reparado en ello cuando ibas a la oficina. Sus ojos miran fijamente hacia delante y nunca se desvían hacia los lados; sus largas zancadas están llenas de propósito y siguen la ruta más corta desde donde está hacia donde va. Nada puede distraerlo. Ni siquiera parece ser consciente de su cuerpo o del mundo de relaciones que lo rodea.

Es probable que, en el extremo de su energía masculina, un hombre (o mujer) solo *use* su cuerpo, tal vez con la gracia añadida de demostrar eficiencia. Pero, para él, el cuerpo es irrelevante o, en el mejor de los casos, una herramienta para ayudarlo a conseguir su actual objetivo en la vida, sea cual sea. De hecho, una persona así solo se hace consciente de su cuerpo cuando enferma o siente dolor, cuando se convierte en un obstáculo para el cumplimiento de su misión.

Pero lo femenino está intrínsecamente vivo en el cuerpo. Tanto en el hombre como en la mujer, lo femenino plenamente encarnado es sensualidad amorosa, conexión y flujo pleno en el reino de las sensaciones y de la vida. Es un deleite observar a personas así. Nos recuerdan las fuerzas misteriosas e invisibles que hay en nosotros y a nuestro alrededor, las fuerzas que mueven nuestros cuerpos y nuestros sentimientos, pero que la mayoría no notamos porque preferimos nuestra propia relación masculina con el mundo: orientada hacia objetivos, mental y afilada, como si tuviéramos que atajar en medio de incontables obstáculos en lugar de bailar en un mundo de energía y sensación.

La prioridad femenina es la relación

Para una mujer con una esencia sexual femenina, la relación es prioritaria. Si su relación va viento en popa, entonces se siente esencialmente feliz y puede afrontar las dificultades que vayan surgiendo, digamos, por ejemplo, en el trabajo. Cuando ella es feliz en su relación, cuando siente el flujo del amor, se nota: lo femenino brilla. Pero cuando es desdichada, se nota también.

Para una mujer con una esencia sexual femenina, su relación íntima es una parte *central* de su ser emocional. Todo su estado emocional queda afectado por el hecho de que su relación esté llena de alegría o de pena. El tono de su relación íntima da color a sus días, a su trabajo y a las conversaciones con sus amigas. Es como si el color de su relación íntima, claro u oscuro, brillara sobre el resto de su vida, sobre sus actividades cotidianas y su capacidad de funcionar.

No es así para lo masculino. Cuando él sale por la puerta, su relación queda atrás. En el trabajo es capaz de concentrarse, aunque por la mañana se haya peleado con su pareja.

Es como si lo femenino tuviera un «contador relacional» en su corazón que siempre es sensible a si el amor fluye en su relación íntima. Cuando el amor fluye, toda su vida se ilumina. Cuando el amor no fluye, una sombra se proyecta sobre su día, sobre su trabajo, cuando está con sus amigas y también cuando está sola. El «contador» que tiene en su corazón siempre es sensible a cómo siente la relación.

El medidor del corazón masculino está sintonizado a otra frecuencia. El medidor masculino pregunta: «¿Va bien mi búsqueda, mi misión?». Si un hombre con una esencia sexual masculina se queda atascado durante unos días intentando resolver un problema de la oficina, toda su vida podría quedar matizada por ello. Por más amorosa que sea su pareja, él estará retirado y será incapaz de responder plenamente a ella hasta que su misión quede restaurada. Si percibe que su empresa creativa o económica está fracasando, es posible que no sienta excitación sexual durante meses. Pero cuando siente que las aguas regresan a su cauce, su vida íntima vuelve a florecer. Toda su vida está matizada por cómo va su misión, mientras que para una mujer con esencia sexual femenina toda su vida queda coloreada por su relación íntima.

Si no se comprende esta diferencia fundamental entre la esencia sexual masculina y la femenina, resulta fácil malinterpretar las necesidades de nuestra pareja. Por ejemplo, cuando un hombre con esencia sexual masculina se siente profundamente deprimido, es muy probable que su condición no tenga nada que ver con su pareja. Ella puede hacer muy poco por mejorar su estado de ánimo, aparte de darle apoyo potenciando amorosamente sus acciones.

Una mujer con una esencia sexual femenina tenderá de manera natural a sentir que algo va mal en la relación cuando note que su pareja está deprimida día tras día; después de todo, ella se deprimiría en una relación íntima carente de amor. Pero una empresa o una misión de vida fácil o difícil afectará la felicidad masculina mucho más que una relación íntima fácil o difícil.

Igualmente, cuando un hombre con esencia sexual masculina se da cuenta de que su pareja lleva unos días deprimida, es probable que pregunte con tono clínico: «¿Cuál es el problema?». Como el contador de su corazón no es tan sensible a las relaciones como el femenino, puede sentirse confuso respecto a la causa de la infelicidad de su pareja. Después de todo, lo único que a él le haría estar tan deprimido sería un fracaso profesional o en su vida creativa. De modo que intentará «arreglar el problema» haciéndole todo tipo de preguntas, personales e impersonales, con la intención de detectar la causa de la desdicha y recetar una «cura», generalmente alguna acción específica que él recomiende.

Sin embargo, si verdaderamente entiende el contador femenino, dejará a un lado sus preguntas y sus ganas de resolver el problema y abrazará a su pareja con la fuerza cariñosa del amor. Estará plenamente presente para ella, puesto que su núcleo femenino responderá con más fuerza al influjo amoroso. Después, si hay algo de lo que hablar, podrán hacerlo con los corazones llenos. Mientras que la principal preocupación de lo masculino es la dirección, la principal preocupación de lo femenino es la relación.

LO FEMENINO SE QUEDA DEMASIADO TIEMPO, LO MASCULINO SE MARCHA DEMASIADO PRONTO

En la cama, caldeado por el amor apasionado, lo femenino se abre, vulnerablemente, voluntariamente, a lo masculino. Lo masculino entra más profundamente.

Pero también en la cama, aguijoneado por palabras impacientes y bruscas, lo femenino se cierra y se niega a abrirse a lo masculino. Lo masculino se da la vuelta y se va.

Mientras que lo masculino o bien entra demasiado profundo o se aleja, lo femenino se abre o se cierra.

Al primer signo de dificultad en la relación, tanto lo masculino como lo femenino sienten preocupación. Lo masculino, en un hombre o en una mujer, se cuestiona si Él debería estar en esa relación, y se pregunta si debe irse antes de comprometerse demasiado. Lo femenino, en el hombre o en la mujer, en lugar de preguntarse si Ella debería continuar en la relación, se contrae y se cierra a su pareja. Si lo masculino se suaviza y vuelve a ofrecer su amor, lo femenino se abre gradualmente, aunque puede llevarle días.

Este es el ciclo de lo femenino maltratado: se abre cuando se siente amado y se cierra cuando se siente herido, pero rara vez cambia de dirección y se va de la relación. Pasando por ciclos de apertura y cerrazón, por buenos y malos tiempos, lo femenino tiende a permanecer en la relación, a veces demasiado tiempo para su propio bien.

Lo masculino tiende a dejar una relación cuestionable demasiado pronto. Lo femenino tiende a quedarse en una relación cuestionable demasiado tiempo.

Tanto anatómica como emocionalmente, el gesto innato de lo femenino en la relación íntima es el de abrirse o cerrarse. Por su parte, lo masculino se interesa por entrar más profundamente, o bien por retirarse y abandonar. Por este motivo suele ser tan difícil para una mujer con una esencia sexual extremadamente femenina dejar una relación, aunque sus amigos le digan que no es buena para ella. A Ella no le resulta fácil alejarse. Puede cerrarse cuando se sienta herida, pero después, con el tiempo, cuando su pareja le ofrezca más amor, volverá a abrirse. Es poco probable que cualquier persona, hombre o mujer, con una esencia sexual femenina rompa este ciclo de apertura y cierre, y abandone definitivamente una relación inadecuada.

La clave para una mujer (u hombre) con una esencia sexual extremadamente femenina es cultivar su propia masculinidad. Entonces, además de su capacidad femenina innata de abrirse o cerrarse, desarrollará su capacidad masculina de cambiar de dirección e irse, si esa es la mejor opción.

Adicciones masculinas y femeninas

Como lo femenino vive en el mundo de las sensaciones y de la participación corporal, Ella tiende a hacerse adicta a la experiencia sensual, tal vez saboreando dulces deliciosos, comprándose hermosos vestidos o experimentando sensaciones sociales y sexuales frecuentemente. Si lo femenino se hace adicto, su adicción suele estar relacionada con modos de *llenar* su sentimiento de vacío.

Lo masculino, por su parte, se siente más en casa en la «muerte» que en la vida, en la mente que en el cuerpo. Él tiende a hacerse adicto a reducir la sensación, a vaciarse y a liberarse en la «perfección» parecida-al-vacío. Él se hace adicto a la bebida hasta el punto de insensibilizarse y olvidarse, a tener orgasmos para vaciarse en el sueño o a trabajar tan duro para alcanzar la perfección profesional que descuida sus relaciones y su vida emocional.

Las adicciones siempre son intentos de alcanzar un sustituto del sentimiento de verdadero amor o de verdadera libertad. Lo femenino se hace adicto a compensar el sentimiento de vacío, adicto a las aproximaciones a un amor verdaderamente satisfactorio. Lo masculino se hace adicto a liberarse de su sensación de constreñimiento, adicto a las aproximaciones a una libertad verdaderamente liberadora. Tanto a través del sustituto del amor, que es la plenitud inducida por la comida, como del sustituto de la libertad, que es el olvido inducido por las drogas, lo masculino y lo femenino solo tratan de descubrir la verdad de su esencia negada.

Masculino, femenino y despolarización

Mientras que el apoyo femenino a la dirección masculina se recibe como un gran regalo, la desconfianza femenina hacia la dirección masculina puede ser una fuente devastadora de tensión y despolarización. Si no me crees, trata de decir a un hombre con esencia sexual masculina cómo conducir su coche o que debe pararse a pedir referencias porque está perdido. Hay pocas cosas que sean más despolarizadoras para un hombre así que recibir críticas a su sentido de dirección o la desconfianza de su pareja.

El núcleo de la esencia sexual masculina es la direccionalidad, al igual que el núcleo de la esencia sexual femenina es la irradiación. Si tienes una esencia sexual femenina, puedes sentir lo rápidamente que te despolarizas cuando tu pareja te dice que pareces agotada, deslucida, menos radiante: «Oye, cariño, ¿no te parece que podrías ponerte un poco más de maquillaje? Tienes un aspecto un tanto demacrado».

Decir a un hombre con una esencia sexual masculina que está perdido —cuestionar su dirección, sea desde el punto de vista económico, creativo o espiritual— tiene el mismo efecto despolarizador que decir a una mujer con esencia sexual femenina que está deslucida, arrugada y no muy radiante. Produce un colapso, una repulsión, una contracción casi tangible.

Nunca digas a un hombre con esencia sexual masculina que se equivoca y nunca digas a una mujer con esencia sexual femenina que es fea si quieres disfrutar, más que matar, la polaridad sexual. En cambio, invita a lo masculino a seguir una dirección mejor alentándolo, dándole apoyo y atrayéndolo. Evoca la irradiación femenina alabándola, apreciándola y atesorándola.

En el trabajo, siéntete libre de criticar la apariencia o la dirección de cualquiera; después de todo, en el ámbito laboral tus objetivos profesionales son mucho más importantes que mantener la polaridad sexual entre colegas. Lo mismo es válido para los demás dominios de la interacción entre lo masculino y lo femenino, ya sea en el ámbito político, científico, artístico o financiero: fuera de la relación íntima, quienes tienen una esencia sexual masculina deben estar dispuestos a recibir críticas a su dirección; quienes tienen una esencia sexual femenina deben estar dispuestos a recibir críticas a su irradiación, siempre que dichas críticas sean útiles para la situación considerada.

Pero dentro de la relación íntima, debes decidir si merece la pena hacer tales críticas sabiendo los efectos despolarizadores que conllevan. Muchas veces es más simple, e igualmente eficaz, describir tus sentimientos que criticar directamente la dirección o la radiación de tu pareja.

Por ejemplo, si no estás de acuerdo con la dirección que siguen las inversiones de tu pareja masculina, podrías decir: «Me pongo nerviosa cuando veo dónde va tu dinero», en lugar de: «Estás haciendo una mala inversión». Asimismo podrías decir a una pareja femenina: «Me encanta cuando tienes la piel resplandeciente y te brillan los ojos», en lugar de: «Hoy tienes mal aspecto».

Por supuesto, hay momentos en los que la comunicación instantánea es más importante que mantener la polaridad. En esos momentos, los implicados deben emplear las palabras que sean eficaces para comunicar lo que piensan. Sin embargo, deben saber que cuando se critica la esencial sexual de la pareja se paga un precio. Y también pagas un precio cuando el espíritu te mueve a hablar y no hablas.

Como el núcleo de la esencia sexual masculina es la direccionalidad, cualquier cosa que hagas para demostrar que confías y apoyas la dirección marcada por tu pareja le gustará, y cualquier cosa que hagas para demostrar crítica o desconfianza lo desanimará, de manera inmediata y bastante extrema. Lo mismo es válido para la radiación y el atractivo de la pareja femenina.

Comprendiendo esta dinámica natural, podemos elegir conscientemente cómo hacernos el mejor servicio a nosotros mismos, a nuestra relación y a nuestra pareja en lugar de tener que preguntar anonadados: «¿Qué es lo que te he dicho que te ha molestado tanto?», o «¿Por qué no puedes aceptar el hecho de que a veces te equivocas (estás fea)?».

Lo masculino dice palabras, pero lo femenino escucha el tono y el estado de ánimo

«¡Maldita sea! ¿Por qué no puedes simplemente *escuchar* lo que digo? Oye mis palabras. ¡Te acabo de decir que te quiero!». Él le grita a ella con la cara enrojecida y las venas del cuello hinchadas. Ella se sienta en la cama con los brazos alrededor de las rodillas, dobladas a su vez sobre el pecho, y mira al suelo.

Ella no escucha lo que él dice. Todo lo que puede oír es el tono furioso, cortante y enfadado de su voz. Ella ve la rigidez de su cuerpo y que apunta hacia ella un dedo acusador. Para ella, lo que él dice no es tan importante como el tono.

Él se está esforzando mucho por explicarle las cosas. Es evidente que está haciendo un gran esfuerzo por elegir sus palabras con sumo cuidado, asegurándose de decirle exactamente lo que piensa. Él se siente cada vez más frustrado a medida que en sus palabras, cuidadosamente escogidas, no parece marcar ninguna diferencia. De hecho, ella tiende a cerrarse más y más, puesto que se siente bombardeada por su ira. Se está protegiendo del dolor que su tono representa para ella. Ni siquiera puede oír sus palabras en medio de la energía de enfado que él le está dirigiendo.

Lo que él no entiende es que mientras que lo masculino vive en un mundo de conceptos y perspectivas, lo femenino vive en un mundo de comunicación corporal y sensación energética. Sus palabras exactas tienen mucho menos impacto en ella que lo que comunican su cuerpo y su tono de voz.

Es a este dominio, al dominio del cuerpo y la sensación, donde lo femenino invita a lo masculino, lejos del pesado mundo de los argumentos sofisticados y los ejemplos claros, al mundo del sentimiento, del toque, del estado de ánimo transmitido tangiblemente.

Si él se diera cuenta de esto y cambiara el tono de su expresión, ella podría estar mucho más receptiva. En lugar de intentar decirle cuánto la quiere, argumentando para que ella le crea, él podría relajarse y darle amor directamente. Si él le tocara el brazo con amor, en lugar de apuntarle con el dedo, ella podría sentir su aceptación amorosa. Si el tono de su voz expresara amor en lugar de enfado, ella le escucharía. Si sus ojos mostraran amor en lugar de frustración, ella se sentiría querida. Lo femenino oye, ve y siente a través del cuerpo. Independientemente de lo que él crea estar comunicando con palabras, lo que ella está recibiendo es el mensaje de su cuerpo y su tono emocional.

LO MASCULINO DICE «HAZ», LO FEMENINO DICE «SIENTE»

Imagina a una mujer con una esencia sexual femenina hablando con su pareja, que tiene una esencia sexual masculina.

—Me siento sola —dice ella.

—Bueno, ¿por qué no intentas cultivar nuevas amistades? —responde él.

Ella dice algo sobre sus sentimientos y él responde sugiriéndole que haga algo al respecto. Ella comunica un sentimiento y él comunica una acción. Él le dice a ella:

—¿Quieres ir a visitar a los Smith esta noche?

Él le pregunta acerca de una acción. Ella le responde con un sentimiento:

—Me siento angustiada en mi nuevo empleo.

Ella comparte su sentimiento con él.

—Sí —dice él—. Pero ¿quieres ir a ver a los Smith esta noche?

Lo masculino prefiere comunicar en términos de acción y análisis, y lo femenino prefiere comunicar en términos de sentimiento. Por tanto, el hombre frecuentemente trata de averiguar lo que su pareja quiere hacer; es decir, el camino que quiere seguir. Pero ella a menudo responde a sus preguntas describiendo su sentimiento o emoción.

Asimismo, cuando ella le pregunta cómo se siente, él suele responder diciéndole lo que quiere hacer. Ella pregunta:

—¿Estás enfadado con Bob? —Es decir, le pregunta por sus sentimientos. Y él responde:

—Quiero darle un puñetazo en la nariz.

Él le dice la acción que quiere emprender, lo que quiere hacer. En otro momento, ella le pregunta:

—¿Me quieres?

Y él responde con algo como:

—¿Cómo puedes preguntarme eso con todo lo que he hecho por ti?

Para lo masculino, las acciones son la prueba de los sentimientos. De modo que el hombre piensa que debería ser evidente para su pareja que él la quiere por lo que *hace* por ella. Sin embargo, para lo femenino, las acciones son secundarias respecto al flujo de sentimientos: haga lo que haga lo masculino, es posible que la mujer no *sienta* su amor. Ella es sensible, momento a momento, al flujo emocional que se despliega entre ellos. En cuanto a lo que ella siente en *este* momento, para la esencia femenina es irrelevante lo que él haya hecho por ella en el pasado.

Además, para lo masculino, el flujo emocional puede ser secundario con respecto al amor expresado físicamente, con respecto al amor en acción. Es decir, es posible que una mujer ame a su pareja ilimitadamente, pero si ella no hace algo por su hombre que exprese su amor físicamente, es posible que él no sienta su amor. Ella podría decir:

—¿No puedes sentir cuánto te quiero?

Y él podría responder:

—Si me quisieras, habrías hecho (o no habrías hecho) esto y lo otro.

Lo femenino fluye, lo masculino va

Lo femenino tiene cierta manera de hacer las cosas. Supón que una mujer con esencia sexual femenina está preparando el equipaje para irse de camping. Entra en la cocina para llenar la botella de agua, ve unos copos de avena sobre la encimera y los pone a cocer en un puchero. Entonces suena el teléfono, y lo contesta en la otra habitación. Mientras habla, ve facturas pendientes sobre el escritorio. Cuelga, ordena los pagos y ve una nota con el teléfono de una amiga en la que indica que se va de la ciudad dentro de pocos días. La llama..., y así sucesivamente. Finalmente vuelve a la cocina, ve la botella de agua sobre la encimera y recuerda que estaba haciendo el equipaje para irse de camping y preparando los copos de avena.

Supongamos que un hombre con una esencia sexual masculina también se está preparando para ir de camping. Se sienta y hace una lista de todo lo que va a necesitar para el viaje. Piensa en qué bolsillo de la mochila irá cada cosa, y después se mueve intencionalmente por la casa recogiendo lo que necesita. Cuando va de la habitación al armario del recibidor, ni siquiera ve lo que hay en el resto de la casa. Mientras mira entre las cajas del armario buscando la linterna, está tan concentrado en su tarea que posiblemente no oirá sonar el teléfono.

En mi propia relación íntima existen muy pocas cosas que «se interponen» en mis acciones, de modo que Ofelia siempre cuenta con que haga lo que digo que voy a hacer. Ella puede confiar en que actuaré con confianza e integridad pase lo que pase, incluso en medio de las obstrucciones y torbellinos.

Yo suelo esperar que Ofelia también sea capaz de actuar y pensar con claridad, cualquiera que sea su estado emocional. Pero por la intensidad de su esencia femenina, sus emociones a menudo la mueven con más fuerza que sus objetivos. Cuando Ofelia dice que va a hacer algo, yo puedo esperar que lo lleve a cabo independientemente de cómo se sienta, hasta que recuerdo que su esencia es más femenina que la mía. Entonces me doy cuenta de que Ofelia dará prioridad a sus emociones (o a las de sus amigas y familiares) más que a su línea de acción.

Un día, hace años, Ofelia y yo estábamos en casa, cada uno trabajando en su estudio. Ella redactaba un trabajo importante sobre danza sagrada que tenía que entregar en unos pocos días para obtener el título de bachillerato. Una amiga suya le llamó por teléfono, llorando, presa de un torbellino emocional. Mientras observaba a Ofelia entrar plena e inmediatamente en la conversación con su amiga, olvidándose completamente del trabajo que tenía que entregar, noté una pequeña tensión en mí. Me di cuenta de que me molestaba que Ofelia hubiera abandonado su misión; no parecía importarle acabar su trabajo, y solo le quedaban unos días.

Si una amiga le llama por teléfono llorando, Ofelia dará prioridad a la emoción de su amiga. Es probable que abandone cualquier labor que esté realizando para fluir empáticamente con su amiga. Pero si un amigo mío me llamara en un momento así, yo evaluaría inmediatamente las vías de acción posibles: ¿es mejor hablar con él ahora o espero a terminar lo que tengo entre manos? ¿Hay otra persona a la que pueda llamar que le resulte más útil? ¿Qué puede hacer él para mejorar su situación ahora mismo?

A mi manera masculina, traduciría la situación emocional en posibles hojas de ruta, examinaría cada una de ellas, y después elegiría la que me pareciera mejor. Sin embargo, Ofelia ni siquiera tiene que tomar una decisión. Ella fluye automáticamente en empatía con la intensidad de la emoción de su amiga, y ofrece apoyo emocional sin pensar en todas las posibles opciones alternativas.

En una verdadera emergencia emocional, mi «direccionalidad» podría alterar mi capacidad de proveer apoyo emocional a mi amigo, mientras que Ofelia estaría allí sin dudar ni plantearse preguntas.

Por otra parte, si una amiga llamara tan solo para charlar, también es muy probable que Ofelia se sentara a hablar durante horas y se olvidara completamente de la tarea que estaba haciendo antes de que sonara el teléfono. Y, más probablemente, yo explicaría a mi amigo que estaba trabajando en algo importante y le sugeriría que me llamara en otro momento en el que estuviera libre para poder hablar con él.

Lo femenino, en el hombre y en la mujer, trata con lo que está a mano y fluye de una cosa a otra. En lugar de seguir una secuencia de pasos predeterminada que no permite distracción, lo femenino responde a los sucesos y a las personas que están frente a Ella. Lo masculino actúa para conseguir su objetivo; lo femenino responde a las necesidades inmediatas, propias y ajenas. Obviamente, para ser eficaces y saludables, debemos aprender a animar energías tanto masculinas como femeninas en función de la situación. Cuando comprendemos los dos estilos, no denigramos ni sobrevaloramos ninguno de ellos.

Un don masculino es la capacidad de mantenerse en sintonía con el cuadro mayor, con la perspectiva general, con el objetivo a largo plazo, sin dejarse desviar por la gente ni por «las pequeñas cosas». Un don femenino es la capacidad de mantenerse sintonizado con la realidad inmediata, con las necesidades siempre cambiantes de las personas y de la vida, en lugar de perderse en el cuadro general y olvidarse, por ejemplo, de que el cuerpo requiere un cuidado diario o de que la gente no son máquinas que se puedan enchufar, usar y después apagar.

Lo masculino tiende a ser ciego a los árboles, pero es muy capaz de mantener la visión del gran cuadro del bosque. Lo femenino tiende a olvidarse del bosque, pero está conectado de manera inmediata a cada árbol que toca, además de ser muy consciente de él. Ni lo masculino ni lo femenino están completos en sí mismos, aunque, en el momento adecuado, cada uno es un don perfecto.

El flujo femenino se paga menos que la acción masculina

Tanto lo masculino como lo femenino tienen su lugar en nuestra vida cotidiana, y debemos honrarlos y pagarlos por igual. Por desgracia, nuestra cultura sigue compensando mucho mejor por los talentos y habilidades masculinos que por los femeninos.

Como típica cultura moderna, la norteamericana paga mejor la conducta analítica y orientada a objetivos, tanto en hombres como en mujeres. Es decir, paga por hacer navegar la barca, no por el flujo marino que permite que la barca navegue. Como sucede con el flujo marino, lo femenino a menudo se da por supuesto.

Aunque inmensamente poderoso, el camino femenino es como el agua: fluye tomando la forma de su entorno en lugar de empujar para conseguir lo que quiere. Aunque no es pasivo en absoluto, lo femenino abraza naturalmente la forma dinámica del momento. Lo femenino siente y sirve a las necesidades reales de la gente, por ejemplo, curando verdaderamente (femenino subvalorado) en lugar de limitarse a eliminar los síntomas con medicamentos y cirugía (masculino sobrevalorado).

Lo femenino también es superior a lo masculino en cualquier situación en la que haya que fluir entre doce tareas diferentes al mismo tiempo; por ejemplo, cuando tiene que moverse en medio de un caótico grupo de niños, haciendo que todo se mantenga más o menos en su sitio y consiguiendo estar en todas partes a la vez, conservando en todo momento un ambiente de amor, cuidado y mutuo respeto, en lugar de mera obediencia y autoridad. A las profesoras de preescolar se les paga menos que a los profesores universitarios, aunque no estoy muy seguro de qué trabajo es más difícil y exigente.

La danza femenina está infravalorada en nuestra cultura. Muchos hombres y mujeres han tenido que abandonar sus virtudes más femeninas y desarrollar sus habilidades masculinas para conseguir el éxito económico. Al sucumbir a esta exigencia cultural sesgada, todos salimos perdiendo. Hemos perdido muchos de los dones de la verdadera genialidad femenina. Y seguimos apoyando tácitamente una postura antifemenina que deshonra todo servicio que las mujeres y hombres presten con un estilo que no sea masculino.

Lo masculino y lo femenino en política

En cualquier campo donde se valoren los objetivos a largo plazo más que la calidad de las relaciones humanas, lo femenino queda excluido. Por tanto, nuestra arena política tiende a orientarse hacia lo masculino y a estar dominada por hombres. Incluso las pocas mujeres excepcionales que han conseguido alcanzar una posición elevada en política se han valido de sus habilidades masculinas. En gran medida, han sido elegidas por su capacidad de análisis, visión y determinación más que por su capacidad de cooperación, o por sus dotes conciliadoras e intuitivas.

Comprensiblemente, una persona que ocupe un alto cargo político debería ser capaz de tomar decisiones estratégicas a largo plazo cuando fuera necesario, aunque su vida personal esté temporalmente anegada de dolor. Así, es fácil entender por qué a los hombres y mujeres elegidos para cargos de altura se les asignan sus puestos por su capacidad de expresar energía masculina. Un individuo en tal posición puede tener que hacer un análisis crítico importante en cualquier momento, aunque esté en medio de un torbellino en su vida personal o en su relación íntima.

La capacidad masculina de cambiar de modalidad —de la modalidad íntima a la analítica— es muy útil en política y en situaciones corporativas. Si eres una figura clave en tal situación, se supone que no debes dejar que tus emociones se entrometan en tu manera de trabajar. Se supone que tus acciones diarias han de estar completamente desvinculadas de las emociones de tu vida íntima y personal. Y así, la política, tal como la conocemos, tiende a ser un «club de hombres», poblado por hombres y mujeres de orientación masculina.

Como nuestras decisiones políticas han sido tan unilateralmente masculinas, hemos representado y defendido la búsqueda de la libertad a costa de la sabiduría del amor. Hemos descuidado sistemáticamente el bienestar humano y la necesidad individual en nombre de la supuesta libertad política, ideológica y económica.

La respuesta, por supuesto, no es despreciar los puntos fuertes de lo masculino relacionados con la planificación a largo plazo, el análisis claro y la visión no contaminada por el torbellino personal. Sin embargo, ya es hora de reclamar el estilo femenino en política, tanto globalmente como dentro de nuestra esfera íntima. Del mismo modo que nuestras relaciones íntimas han pasado de la situación de dominación masculina a las relaciones más equilibradas al 50-50, nuestras relaciones de índole política deben seguir el mismo camino.

Además, así como nuestra relación íntima puede crecer más allá de la relación al 50-50 hacia la práctica de la íntima comunión, nuestra política también podría, con el tiempo, valorar las características singulares de lo extremadamente masculino y femenino. Hay momentos en los que es necesario tomar una decisión que a corto plazo producirá pérdida vitales, pero que a la larga aportará ventajas para todos. Este tipo de decisiones podrían estar relacionadas con políticas relativas a la eutanasia y la guerra, por ejemplo. Lo masculino se siente más cómodo con la muerte que lo femenino, y por tanto se debe confiar más en ello en los momentos de crisis que necesariamente se presentan en nuestras vidas. Sin embargo, lo femenino, tanto en los hombres como en las mujeres, está mucho más sintonizado con la acción apropiada para propagar y sustentar la vida, humana o de otro orden.

En primer lugar tenemos que alcanzar un equilibrio al 50-50 en toda institución política, del mismo modo que tenemos que pasar necesariamente por una etapa en la que los miembros de la pareja aprendamos a repartirnos las responsabilidades igualitariamente. Pero después debemos abandonar nuestro apego a este «equilibrio» y confiar en nuestros dones singularmente masculinos o femeninos. Así, cuando abordamos la legislación ecológica, interpersonal y corporal, lo masculino debe aprender a renunciar a su control y a confiar en la sabiduría femenina *más* que en su estrategia a largo plazo.

Tanto en las relaciones íntimas como en la arena política, lo masculino y lo femenino *no* están igualmente dotados para cada tarea. Una vez equilibrada la permanente unilateralidad masculina en la relación íntima y en la política, debemos abandonar la necesidad de aferrarnos al ideal 50-50 y confiar en que nuestras mutuas diferencias son nuestros mayores talentos.

Lo masculino debe estar dispuesto a observar que, en ciertas situaciones, la sabiduría femenina es superior. Y lo femenino debe estar dispuesto a observar lo mismo sobre lo masculino. Entonces, basándonos en los talentos evidentes de lo masculino y lo femenino, podemos empezar a desarrollar una política de confianza, tanto en la relación íntima como a escala global.

En ciertos momentos, cuando nuestras emociones nos ciegan, nos aferramos demasiado a cosas que deben morir, bien sea una relación íntima, un embrión o un héroe. En momentos así debemos aprender a confiar en la sabiduría de lo masculino, que es capaz de actuar claramente a pesar de sus emociones.

En ciertos momentos nos dejamos cegar por nuestra búsqueda de la libertad: política, económica e incluso espiritual. Disociamos nuestras acciones del corazón y acabamos en un régimen político o en una relación íntima estéril, rígida y represora. En momentos así, debemos aprender a confiar en la sabiduría de lo femenino, cuya genialidad intrínseca se despliega en las relaciones, en la intuición corporal y en la fuerza natural de la vida.

Hay momentos en que lo femenino permite que las emociones personales se interpongan en el camino del pensamiento claro y la acción eficaz; pero igualmente, y quizá con mayor frecuencia, lo masculino permite que el pensamiento claro se interponga en el camino del amor. Sin amor, nuestras vidas están vacías. Y en este punto de nuestra evolución, tanto en el ámbito de la relación íntima como en el político, es hora de que lo masculino rinda temporalmente su espada analítica y permita que lo femenino cure los cortes y magulladuras hechos por hombres y mujeres, que prefieren separarse y pensar en lugar de participar y amar.

LO FEMENINO ES LA FUERZA DE LA CREACIÓN Y DE LA DESTRUCCIÓN

Nuestra cultura acepta que lo femenino da a luz y nutre. Después de todo, hemos sido testigos de que muchas madres dan a luz y crían a sus hijos. Pero si extendemos nuestra visión para incluir la totalidad de la naturaleza, veremos que la «Madre» no solo da a luz a los hijos del reino animal y vegetal; también los consume y los digiere para seguir dando a luz otros nuevos. La Gran Madre, la Naturaleza misma, también es la Gran Devoradora, que finalmente se come los hijos que ella misma ha engendrado, destruyendo la vida para volver a crearla.

Lo femenino es la fuerza de la creación *y* de la destrucción. Cualquier hombre o mujer que no acepte las cualidades destructivas de lo femenino estará negando su plena expresión.

Un hombre con una masculinidad débil será especialmente tendente a despreciar y temer estas cualidades, y podría intentar reprimir los elementos más destructivos de la fuerza femenina de su compañera. Un hombre así se retira cuando su pareja empieza a mostrar su lado salvaje, cuando parece que podría «comérselo vivo». Él actúa como si la actitud de ella le causara repugnancia, pero no es verdad, porque en realidad le produce miedo. Él tiene miedo de los aspectos destructivos de la fuerza femenina, y por tanto no llega a aceptarla plenamente ni a asumir cada parte de ella, luminosa u oscura, calmada o salvaje.

Cualquiera que tenga una fuerte esencia sexual femenina también tendrá un aspecto intensamente salvaje y destructor. Este aspecto completa la amplitud del espectro femenino; sin él, la sexualidad, por ejemplo, pierde pasión y se vuelve remilgada. La plenitud del océano incluye sus tormentas y sus peligrosas corrientes. Una piscina es más segura, pero también es mucho menos interesante que el mar.

Después de años de críticas, una mujer puede llegar a rechazar los aspectos «peligrosos» de su esencia sexual femenina, con lo que esta queda parcialmente aceptada y parcialmente rechazada. Su núcleo sexual se debilita; su energía sexual queda reprimida; su irradiación femenina disminuye.

Muchos hombres y mujeres de nuestros días han optado por la seguridad de la pequeña piscina de energía femenina contenida. Y lo han hecho durante tanto tiempo que han olvidado la inmensidad, y la furia, del incontenible océano femenino. Pero debajo de la superficie, la furia femenina contenida puede empezar a volverse sobre sí misma.

La furia femenina contenida se vuelve autodestructiva. Cuando en una relación no se permiten las salvajes tormentas femeninas, se quedan autocontenidas y rugen internamente. En lugar de proveer a lo femenino de poder en estado puro, plenitud y una energía inmensa, la furia femenina implosiona sobre sí misma, creando un agujero negro. En lugar de irradiar hacia fucra, absorbe energía hacia dentro.

Es probable que un hombre o una mujer con lo femenino implosionado sean autodestructivos, quizá hasta el punto de caer en la enfermedad física. La solución no consiste únicamente en gritar y vociferar, expresando ira, furia y poder incontenido, aunque eso puede ayudar algunas veces. La solución consiste en no contener lo femenino salvaje originalmente.

Lo femenino nunca llega a ser conquistado; su energía es demasiado inmensa para que se le pueda derrotar. En nuestra cultura, la furia femenina reprimida o bien se vuelve sobre sí misma con ánimo autodestructivo, o bien se proyecta externamente en la rabia. Pero existe una tercera opción: lo femenino salvaje puede ser administrado a través del amor, tanto por parte de los hombres como de las mujeres.

Por ejemplo, amándose a sí misma, cada parte de sí misma, la mujer con esencia sexual femenina «administra» su propia energía salvaje uniéndola con la energía estable del amor. Ella se proporciona un centro de estabilidad amorosa en el que su energía femenina es completamente libre de expresar todo su rango de posibilidades. Ella sabe que el amor es estable en su corazón antes, durante y después de la tormenta emocional.

Si su pareja aprende a superar el miedo, él también podrá ofrecer el amor estable de su corazón a su furia femenina y en lugar de rechazar o consolar, alzarse libre, fuerte y amoroso en medio de ella.

Este emparejamiento del poder masculino y el poder femenino ocurre tanto dentro de los individuos como en las parejas. Ofrece la estabilidad constante (masculino) y la energía salvaje (femenino) para establecer una relación íntima dinámica y progresiva. Cuando lo femenino está contenido o cuando lo masculino cede al temor, la pasión sexual y la intensidad emocional se pierden. Ambas son necesarias para la plenitud del amor.

Cuando hombres y mujeres ya no tenemos miedo de ahogarnos, la piscina femenina puede ser liberada de sus límites y devuelta a su ser innato: el inmenso y glorioso océano. A veces es peligrosamente salvaje y en otras está exquisitamente calmado, pero lo femenino verdadero y libre siempre se muestra pleno. Y también lo es la mujer o el hombre que no tienen miedo de honrar y adueñarse de todos los aspectos de su feminidad salvaje.

Lo femenino no siempre es apreciado

La fuerza femenina a menudo es demasiado imprevisible para la mente masculina. Ella es como una suave brisa que se convierte en un huracán, y seguidamente vuelve a calmarse en en el abrazo cálido y sereno de una balsámica tarde de verano. La fuerza de vida femenina muchas veces es demasiado sabia para la necesidad de saber masculina: la misteriosa energía del cosmos en evolución siempre es superior a nuestras nociones científicas al respecto, que parecen quedarse obsoletas y tener que ser revisadas cada semana.

Lo femenino puro es la fuerza que mueve la vida, no la lógica abstracta que se queda a un lado, analizando y comentando lo que ve. Lo femenino es más como el océano que como un científico o un comentarista de la televisión. El poder del mar no se deriva de sus expresiones estructuradas basadas en el análisis y la lógica, sino de su grandiosa profundidad, movimiento, energía e inmensidad. Cuando aprendemos a relajarnos en esta poderosa profundidad de energía viviente, nuestros cuerpos irradian salud, nuestras relaciones rejuvenecen y nuestras mentes son movidas por la pasión más que por áridas abstracciones.

Lo masculino es como una barca en el mar: navega siguiendo la ruta más corta entre A y B. Pero la feminidad oceánica no se mueve de un punto a otro siguiendo una única línea rastreable. Fluye en muchas direcciones a la vez: unas veces con calma, pero en otras con una fuerza tan tremenda que podría hundir con toda facilidad el barco más sólido.

La fuerza femenina libre es vivificante, nutricia, curativa y rejuvenecedora, como un mar que fluye libre. Y, como el mar, a veces es salvaje, impenetrable, oscura, indómita e incluso destructiva.

Muy pocos de nosotros confiamos en nuestra conexión inmediata con la naturaleza o en la inteligencia intuitiva de nuestro cuerpo. Nos alineamos fácilmente con el mundo lógico de la inteligencia masculina. Como cultura, nos hemos vuelto tan masculinos que nos sentimos mucho más cómodos con las soluciones analíticas que con la danza extática. Preferimos remar en la seguridad de una piscina construida por los humanos que aprender a nadar en medio del glorioso e inmenso poder del océano. Lo masculino a menudo quiere sujetar lo femenino y contenerlo, en lugar de dejarlo fluir a voluntad.

Una pareja casada que vino a mi consulta, Alice y Richard, personificaban esta diferencia entre lo femenino, que es la fuerza de la vida misma, y lo masculino, que trasciende la vida, y suele tratar de analizar, contener o navegar por ella. Alice quiere reírse y mojarse bajo la lluvia; Richard sacar el paraguas y correr a refugiarse. Alice quiere saltar a la pista de baile y soltarse; Richard quiere fruncir el ceño y hablar de filosofía tomándose un copa de brandy. Alice no puede evitar prestar atención cariñosa a los gatos ronroneantes y a los perros amistosos; Richard no quiere exponerse a las pulgas.

Cuando Alice intenta expresarse, Richard le suele decir: «¿A qué te refieres con eso? Dame un ejemplo. Lo que dices no tiene sentido para mí». Después de escuchar los comentarios incisivos de Richard durante años, Alice ha empezado a sentir que no sabe expresarse y que Richard «ganará» las discusiones verbales porque ella no puede analizar y articular sus deseos con la misma claridad que él. Los sentimientos y emociones de Alice fluyen con mucha fuerza; es Richard quien quiere que ella se separe de sus emociones e intente analizarlas y controlarlas.

Como hace toda nuestra cultura dominada por lo masculino, Richard reprime la plenitud del mar femenino de Alice. Por ejemplo, él le pide que articule, en palabras comprensibles, cada pequeña oleada de sentimiento que surja en su océano de emociones. Él le pide razones de por qué hizo tal cosa o la otra. Richard intenta convertir el espontáneo flujo oceánico de Alice en una piscina decorosa, algo que él pueda manejar. Y al hacerlo, él está negando a su esencia sexual femenina su inmenso poder innato.

Negar la esencia femenina

Es la mañana de Navidad. Una niña de diez años se sienta entre brillantes envoltorios y pedazos de cajas de regalos abiertas a toda prisa. Ella se sienta sonriendo, mirando cómo su hermana se envuelve en sus nuevos y elegantes vestidos y joyas, escuchando a sus padres alabar la belleza de su hermana, y es incapaz de identificar el vago sentimiento de desazón que siente al mirar los libros y los juegos educativos que le han regalado.

Su madre se dirige a su padre y le dice: «Cariño, ¿no te parece que somos muy afortunados de tener dos hijas tan especiales, cada una a su modo?».

Esta niña, cuya esencia sexual innata se sitúa hacia el extremo más femenino del espectro, está siendo «conformada» tácitamente por las percepciones y expectativas de sus padres. Con el tiempo, probablemente aceptará el «hecho» de que es una persona inteligente pero no particularmente radiante, por ejemplo. Una niña así probablemente desarrollará otros aspectos de su personalidad más masculinos, tal vez su capacidad organizativa y analítica, o su perfil competitivo. Por supuesto, es muy sano desarrollar todo el espectro de cualidades masculinas y femeninas. Solo que una chica así podría hacer hincapié en el desarrollo de su energía masculina negando, por ejemplo, su irradiación innata y su atractivo, así como todas las demás cualidades naturales de su esencia sexual femenina, que siguen esperando en su corazón.

Negando su irradiación natural y su poder de atracción; por ejemplo, insensibilizándose o resignándose a una situación «sin esperanza», niega el núcleo de su esencia sexual femenina. Retira poder de un aspecto de su esencia femenina.

Una mujer adulta cuya esencia sexual femenina haya quedado desactivada tenderá a atraer hombres cuya esencia sexual masculina también esté igualmente desactivada. Tales hombres serán relativamente ambiguos y carentes de confianza. En otras palabras, si eres una mujer que ha negado su irradiación innata —o la sensualidad, o el caos creativo, o el poder salvaje— de tu esencia femenina, probablemente te encontrarás en una relación con un hombre que tenga miedo de asumir una posición de fuerza en vuestra vida en común, que niegue la fuerza innata de su esencia sexual masculina. Tu esencia sexual femenina no se sentirá satisfecha con un hombre así.

El primer paso para atraer una pareja con una intensa esencia sexual masculina, o para evocar más energía masculina de tu pareja actual, es cultivar tu capacidad de confiar en tu propio núcleo femenino. Relajándote en tu esencia femenina y en tu atractivo, irradiación, espontaneidad e intuición innata, potenciarás tu esencia y brillarás. Entonces atraerás automáticamente, o evocarás en los hombres, una fuerte esencia sexual masculina.

¿Por qué deberíamos escondernos?

Para crecer más allá de la relación al 50-50 hacia la plenitud de la íntima comunión debemos comprender las diferencias entre nuestra esencia sexual natural y el personaje sexual en el que nos podemos haber convertido. Nuestro florecer sexual está marcado por las influencias pasadas de nuestros padres, amigos y amantes. Es posible que hayamos sido alabados por nuestras esencias masculina, femenina o neutra, o es posible que nos hayan herido e incluso que hayan abusado de nosotros. Es importante que discriminemos entre crecimiento sexual consciente y ocultación sexual inconsciente.

Elaine es una mujer que vino a mi consulta con una esencia sexual femenina profundamente herida. Cuando era niña, su madre trabajaba hasta muy tarde por la noche. A veces, su padre iba a su habitación y, jugando, la tocaba. Poco a poco, estos tocamientos fueron adquiriendo un tinte más sexual y, finalmente, su padre empezó a abusar de ella regularmente.

El abuso sexual es un asunto complejo e importante, pero no es el objeto de este libro. (Existen muchos buenos libros publicados para quienes quieran ahondar en el tema). Sin embargo, analizaremos una consecuencia de este tipo de relación abusiva: cualquiera que sufra este tipo de circunstancia probablemente desarrollará una intensa resistencia a la fuerza masculina. Su padre fue su primera fuente de energía masculina y por eso ahora, siendo adulta, Elaine se siente culpable, irascible, impotente y llena de dolor —las mismas emociones que sintió con su padre— cuando afronta una fuerza masculina extrema. Tiende a cerrarse cuando se le ofrece la energía masculina extrema, tanto si dicha energía es abusiva como si se le ofrece como un regalo amoroso. Su cuerpo responde automáticamente con desconfianza. No se siente segura en las relaciones íntimas con los hombres.

De hecho, Elaine también desconfía de su propia esencia femenina, ya que fue «claramente» su feminidad la que atrajo el abuso sexual originalmente, o al menos así es como lo registró cuando era niña. Después de todo, su hermano no fue objeto de abuso y ella sí. Antes de abusar de ella su padre solía decirle que era muy bella y muy agradable de tocar. Su cuerpo ha aprendido que su mera irradiación femenina atrae la violación, y por eso, en alguna medida, rechaza su esencia sexual femenina. El autorrechazo puede tomar diversas formas en distintas mujeres, desde enfermedades vaginales y uterinas hasta sentimientos de confusión o de falta de valía.

En su vida adulta, Elaine es una persona compasiva, bondadosa, inteligente y amorosa, pero se resiste a ser penetrada por la fuerza masculina. Y, al mismo tiempo, también reprime la encarnación e irradiación de la fuerza femenina. Su esencia sexual ha quedado oculta. Su recuerdo infantil es que el Hombre (la fuerza masculina) es violento, insensible, produce dolor, se salta los límites sin ser invitado y no es digno de confianza. Y Elaine recuerda que la Mujer (la fuerza femenina) está confusa, herida, se siente culpable y los demás se aprovechan de ella. Elaine es muy capaz de amar no sexualmente a otras personas, pero está en guerra con las fuerzas polarizadas del Hombre y de la Mujer. En el fondo, su esencia sexual natural está esperando florecer, pero su personaje sexual adoptado tiene miedo y se defiende.

Elaine teme que si se relaja en su feminidad extrema, atraerá el abuso masculino y sufrirá dolorosamente.

Como Elaine se resiste al Hombre y a la Mujer, sus amigos tienden a ser personas de expresión más neutral, que no encarnan energías masculinas o femeninas fuertes. Por ejemplo, su amigo Bob es un terapeuta familiar. Sabe escuchar y tiene cuidado de no ser demasiado brusco o asertivo. A veces se muestra muy emocional, pero nunca enfadado o violento, y raras veces eleva la voz.

El padre de Bob no le transmitió una intensa integridad masculina. Ni siquiera solía estar presente. Por eso Bob absorbió el estilo de amor más femenino de su madre, y ve la fuerza masculina como algo distante y carente de sentimiento, tal como sentía a su padre. De adulto, Bob también se ha dado cuenta de que a la mayoría de las mujeres no les gusta un hombre incisivo y dominante, de modo que ha aprendido a escuchar y a mostrarse sensible. Pero sus parejas acaban abandonándolo porque dicen que le falta determinación y confianza en sí mismo. Y como Bob ha perdido contacto con su esencia masculina profunda, su expresión sexual del amor es reducida, superficial y mecánica. A Elaine le gusta la compañía de Bob precisamente porque su energía masculina no es particularmente intensa. Por su pasado, a Elaine la energía sexual fuerte le resulta amenazante u ofensiva.

Otra amiga de Elaine, Maggie, es profesora de baile y tiene mucho éxito en su profesión. Tiene su propio estudio y muchos amigos íntimos. Pero Maggie no ha tenido suerte con los hombres de su vida. Rompió con su marido hace muchos años y desde entonces ninguna de sus relaciones ha durado más de un año, y todos los hombres con los que ha estado acaban siendo deshonestos o faltos de dirección.

Cuando su marido se fue, Maggie dedicó toda su energía y atención a conseguir el éxito profesional. Tras muchos esfuerzos disciplinados, se creó la vida que quería, en sus propios términos. Pero ahora Maggie tiene miedo de que si se relaja en su feminidad perderá su competencia y su independencia. Por eso sigue siendo autónoma, autosuficiente y sintiéndose vacía en su corazón.

Elaine y Maggie están de acuerdo: para que pueda funcionar una relación, cada miembro de la pareja debe sentirse fuerte y completo, independiente y autorresponsable. Ambas se han dado cuenta de que no puedes limitarte a bajar la guardia y confiar en tu pareja. Elaine siente terror, consciente e inconscientemente, de dejar que un hombre se acerque a ella sexualmente, pero tiene muchos buenos amigos, tanto hombres como mujeres. Y Maggie sabe que es mejor ser libre e independiente que depender de un hombre que de todos modos acabará dejándote.

Muchas mujeres pasan por una etapa, cuando no es toda una vida, en la que quieren sentir su libertad e independencia; no quieren que un hombre las mantenga y no quieren pagar el precio que conlleva ser mantenidas. Maggie ha alcanzado el éxito económico y ahora le gustaría encontrar a un hombre que la quiera como mujer. Sin embargo, no parece atraer a su vida a nadie así. Una esencia sexual masculina fuerte se sentirá atraída por una esencia sexual femenina fuerte, y la esencia femenina de Maggie está tapada porque tiene su energía masculina muy desarrollada. Ella se ha abierto camino en el mundo y no está dispuesta a depender de nadie. Y eso se nota. De modo que atrae a hombres débiles, hombres que tratan de ser completados por su intensa energía masculina en lugar de sentirse atraídos por su esencia femenina oculta.

Maggie ha seguido desarrollando su lado masculino porque no ha encontrado a un hombre en el que poder confiar. Los hombres dignos de confianza, con un sentido de dirección suficientemente fuerte como para equipararse al suyo, no parecen presentarse. Como ella tiene una esencia sexual femenina y también proyecta una intensa fuerza masculina, la energía que irradia parece ser ambas cosas, mitad femenina y mitad masculina. Esto atrae de manera natural a hombres que también son mitad y mitad. Maggie se encuentra continuamente en relaciones con hombres ambiguos e inciertos que no quieren comprometerse. Y no puede enamorarse perdidamente de ningún hombre así. Un hombre mitad-y-mitad no destila una energía masculina suficientemente fuerte como para confiar en él. Y desde el punto de vista de sus parejas, Maggie no parece *querer* sentirse arrebatada por nadie: parece muy autosuficiente y directiva.

No obstante, en el fondo, la esencia sexual femenina de Maggie sigue sintiéndose insatisfecha. El deseo nuclear de la esencia femenina es llenarse de amor. Como ha dedicado tanto tiempo a desarrollar su energía masculina, y como los hombres ven más su deseo de independencia que su deseo de ser llenada de amor, Maggie tiene que llenarse a sí misma. Y se llena a sí misma de dulces y de eventos sociales. Llena sus estanterías de pequeños recuerdos y objetos sentimentales. Pero sus intentos de autollenarse son el resultado de una esencia sexual femenina hambrienta de amor.

Por supuesto, Maggie no tiene por qué abandonar su éxito creativo o económico para atraer a un buen hombre. Puede tener todo el éxito que quiera. Sin embargo, si quiere atraer a un hombre amoroso, confiado y fiable, en los momentos de intimidad debe aprender a sintonizar con su intensa energía femenina abierta y receptiva, radiante y rejuvenecedora, salvaje y poderosa. Entonces atraerá a un hombre con una intensa masculinidad llena de confianza, presencia, humor y dirección: un hombre en el que poder confiar.

Pero antes Maggie tendrá que soltar. Mientras se identifique con su asertividad y su direccionalidad, con su propia masculinidad, no podrá avivar su irradiación femenina, que forma parte de ella tanto como su energía masculina. Si Maggie quiere un hombre con una masculinidad fuerte, un hombre que no se sienta amenazado por su éxito, un hombre en cuyo amor se pueda relajar, entonces debe confiar y hacer brillar su esencia sexual femenina para enviar sus energías hacia él. Asimismo, los hombres que quieren atraer una pareja más femenina deben fortalecer su masculinidad.

Elaine y Maggie son ejemplos de personas que no se sienten felices con el personaje sexual en el que se han convertido; por tanto, también se sienten insatisfechas con las parejas que atraen. Han escondido inconscientemente sus esencias sexuales naturales por el dolor que experimentaron en el pasado. Están sufriendo en sus vidas íntimas, siempre repitiendo el mismo patrón de negarse inconscientemente lo que más les llenaría. Ninguna de ellas se ha relajado en su esencia sexual.

De hecho, muy pocos de nosotros lo hemos realizado. En cierta medida, prácticamente todos estamos ocultando algunos aspectos de nuestra verdadera esencia sexual. Tenemos miedo de expresar nuestros verdaderos deseos. Nos resistimos a las esencias sexuales de otros que nos excitan secretamente, o que evocan aspectos ocultos de nuestra sexualidad que hemos rechazado por algún dolor o miedo del pasado. Hemos decidido que no es seguro relajarnos en nuestra esencia sexual masculina o femenina. Hemos decidido que es mejor ser una persona igual que una persona herida, que es mejor estar en una relación justa que en una relación abusiva, que es mejor ser independiente y autosuficiente que dependiente y vulnerable, sometido a pérdidas y traiciones.

De modo que buscamos una relación al 50-50 que alimente nuestro deseo de igualdad, independencia y autosuficiencia. Y, entre tanto, acabamos con el corazón hambriento. Estamos neutralizando inadvertidamente el flujo de intercambio apasionado entre corazones abiertos en nuestra relación íntima. A menudo nos esforzamos por alcanzar el estatus de persona neutral y equitativa a expensas de satisfacer nuestro núcleo profundo, masculino o femenino.

La crisis femenina: de la segunda etapa a la tercera

Mientras que lo masculino, en hombres y mujeres, espera constantemente que su misión le satisfaga, lo femenino, en hombres y en mujeres, espera constantemente que su relación íntima le satisfaga: «¿Estoy siendo amada? ¿Me ama realmente mi pareja?». Su deseo más profundo es sentirse amada, y así, etapa tras etapa, ella vive la vida esforzándose por ser llenada por el amor.

Consideremos una mujer con esencia sexual femenina. En un primer momento, una mujer así tenderá a renunciar a sus propias necesidades y deseos en un esfuerzo por «conseguir» el amor de un hombre. Con el tiempo, esto no le satisfará y decidirá ser fuerte, lo que le hará establecer su independencia económica y emocional. Desarrollará sus dones y talentos. También cultivará su propia energía masculina dedicándose con empeño a sus objetivos profesionales. Aprenderá a decir «no» para independizarse y liberarse de las exigencias de otros, entre los que se cuentan su hombre y su familia.

Emocionalmente aprende a amarse a sí misma en lugar de estar siempre buscando el amor y la aprobación externos. En lugar de verse con los ojos del hombre, aprende a mirarse desde sí misma. En lugar de preguntarse si está siendo amada, aprende a darse el amor que desea. Hace esto usando la abstracción y disciplina de su energía masculina para «convencer» a su feminidad de que es querida. Por ejemplo, podría alimentar la autoafirmación, repitiéndose una y otra vez: «Soy especial, soy preciosa, merezco que me quieran».

Así, en una segunda etapa, la mujer usa su masculinidad interna para dedicar a lo femenino el refuerzo que querría conseguir de un hombre que verdaderamente la quisiera y la honrara. Una mujer de la segunda etapa se vuelve «total» e «independiente» aprendiendo a darse *a sí misma*, de una vez por todas, el amor que siempre esperó conseguir de su pareja en la primera etapa, pero que nunca consiguió completamente.

Para que una mujer con una esencia sexual femenina pase de la primera a la segunda etapa, tiene que atravesar una crisis: siente que no está consiguiendo el amor que desea de su pareja o parejas. Cuando finalmente deja de intentarlo, pasa por un periodo oscuro de sufrimiento y anhelo emocional y, en algún momento, resuelve que se dará a sí misma el amor que desea.

Esta es la resolución de la segunda etapa: «Es posible que aún esté en una relación íntima, pero esencialmente soy mi propia mujer, satisfago mis propias necesidades y ya no dependo de que un hombre me haga sentirme bien. Puedo aprender a quererme y a sentirme bien por mí misma».

Puede que después de meses o años, esta mujer se encuentre doblemente desesperada. Además de que su esencia sexual se siente insatisfecha porque no recibe amor de su hombre, también se siente insatisfecha por la falta de amor que recibe de su propia masculinidad; sigue deseando estar con un hombre con el que compartir amor. Su corazón no rebosa con la dicha del amor. Aunque tiene buenos y malos momentos, su corazón sigue anhelando más amor en su vida. A veces un hombre parece quererla y a veces parece no quererla. A veces puede quererse a sí misma y otras veces no. Es posible que su corazón se sienta bien, pero no parece rebosar amor. Es posible que su cuerpo se sienta bien, pero no explota en la dicha del amor apasionado. Es posible que su mente se sienta bien, pero no descansa en la certeza del amor.

El amor que abrumaría completamente su esencia femenina, que satisfaría su anhelo profundo, está ausente. Siempre lo ha estado. Y así empieza la crisis entre la segunda y la tercera etapa: «No obtengo suficiente amor de él *y* no puede darme más amor a mí misma. Sigo anhelando más amor. Mi situación es desesperada».

Este «agujero negro» de la necesidad femenina equivale a la «crisis de la mediana edad», en la que lo masculino siente el vacío y la falta de autenticidad de su vida.

Finalmente, la mujer de la segunda etapa con una esencia sexual femenina se siente absolutamente frustrada en su deseo de un amor profundo y abrumador. Claro que hay momentos en su vida en los que puede sentir temporalmente este tipo de amor, pero esos periodos no duran. Siempre cabe la posibilidad de perder el amor. Siempre está presente el miedo de que tal vez él no me quiera. Tal vez mañana no me querrá. Tal vez ame más a otra persona. Y tal vez no me sienta feliz sola, sin una pareja que esté enamorada de mí. Estas dudas sobre el amor crecen hasta la desesperación en la crisis que permite a lo femenino crecer de la segunda a la tercera etapa.

Si ella se permite relajarse en su desesperación sin proyectar su anhelo y la herida de su corazón femenino, el anhelo mismo revelará su naturaleza divina. Si puede permitirse permanecer completamente abierta, sin intentar llenar el «agujero» de su corazón con comida, o charla, o esperanzas íntimas, este agujero negro finalmente se expandirá hasta abarcar la totalidad del universo. Esta no es una expresión metafórica, sino una descripción literal de la naturaleza femenina divina: el corazón se amplía hasta el infinito, donde el amor absoluto fluye sin obstrucción.

Es raro que una mujer se permita sentirse vulnerable hasta este punto, del mismo modo que es raro que un hombre se permita sentir el grado de muerte de sí mismo, la muerte del ego, necesaria para transitar hacia una vida cuyo propósito sea la adoración de la conciencia y el servicio autotrascendente. La mayoría de las mujeres continúan intentando encontrar el hombre adecuado, o continúan esperando que el hombre elegido les dé más amor, o siguen tratando de amarse a sí mismas hasta el punto de darse la felicidad. Pero no ocurre nunca, no hasta ese punto en que el corazón femenino se sienta abrumado por la dicha del amor, libre de dudas y del miedo a la pérdida.

Este grado de apertura solo puede ser experimentado por un corazón desprotegido, un corazón abierto al amor sin expectativas de ser correspondido. Los golpes de desamor de la gente y del mundo suelen herir a un corazón así, pero el dolor no le hará cerrarse. El corazón femenino de la tercera etapa puede sentirse herido por los demás porque está desprotegido, pero el dolor que siente nunca lo cierra. El amor y la apertura son la naturaleza del corazón femenino de la tercera etapa, incluso en medio del dolor. Abriéndose siempre al amor, el corazón femenino por fin se siente lleno de ese amor que siempre había querido. Rindiéndose directamente a la divina fuerza del amor momento a momento, aliento tras aliento, en lugar de esperar conseguir amor de un hombre mortal o de su propio ser mortal, lo femenino florece hasta su plenitud, sin depender de una relación ni independizarse de ella.

Al igual que lo masculino de la tercera etapa toma conciencia de la libertad inherente a la conciencia, sin tener que buscarla en la relación o lejos de ella, lo femenino de la tercera etapa se abre a cada momento al amor inherente a lo divino, como una práctica que puede realizarse a solas o en relación.

Reclamar el don femenino

Todos nosotros estamos aprendiendo a dar amor cada vez más libremente. Lo femenino expresa amor corporalmente. En la medida en que tu cuerpo es libre de expresar amor libremente en la relación a través del tacto, la voz y la ofrenda personal, eres libre en tu expresión de este aspecto de la fuerza femenina.

Sin embargo, como miembros de una sociedad dominada por lo masculino, la mayoría de nosotros no somos verdaderamente libres en nuestra expresión femenina. Negamos su fuerza y su belleza. Como cultura, tendemos a negar la riqueza de la vida del cuerpo en favor de la árida mecanicidad de la mente. Tendemos a negar la plenitud del juego sexual en favor del objetivo de una liberación espasmódica. Y tendemos a negar el amor en favor del trabajo. Como cultura, tendemos a negar lo femenino y a favorecer lo masculino orientado hacia objetivos. Todos podemos sentir esta negación en la tensión de nuestro plexo solar y en la superficialidad de nuestra respiración. Y cada uno de nosotros también intuye la fuerza femenina que espera en nuestro corazón, deseando expresarse en la plenitud de un amor plenamente corporizado.

Ha llegado el momento de reclamar nuestra feminidad, tanto si somos hombres como mujeres. Al hacerlo, también somos capaces de recuperar la fuerza intuitiva, espontánea e irradiante de lo femenino en nuestras vidas y en nuestra intimidad.

Confiar en la fuerza de vida

A medida que aprendemos a confiar en la fuerza de vida femenina, ella empieza a cambiar nuestras vidas de modos que nunca habríamos sido capaces de planificar. ¿Cuántas de tus relaciones importantes empezaron como encuentros «casuales»? ¿En qué sentido serían diferentes nuestras vidas si confiáramos plenamente en nuestras intuiciones y sentimientos? ¿No seríamos mucho más felices si dedicáramos más tiempo a dejarnos mover por la fuerza de la vida, bailar, cantar, hacer el amor y pasear por el bosque o por el jardín en lugar de estar siempre obligándonos a seguir un camino que pensamos que nos lleva donde queremos ir?

Nos debemos a nosotros mismos el reconocimiento de que nuestras mentes son más pequeñas que la fuerza de vida femenina de la que proceden, la fuerza femenina que las sustenta y la fuerza femenina que les pondrá fin cuando esta ya no fluya en nosotros.

Recuerda que dependemos totalmente de esta fuerza vital femenina: alienta vida en nosotros, hace latir nuestro corazón, se mueve por nuestros cuerpos y energetiza cada cosa viva sobre la Tierra, alcanzando a la totalidad de la naturaleza, los vientos cambiantes, las aguas que fluyen, los pequeños insectos, la hierba y las ballenas.

Nuestra salud personal, así como nuestras relaciones íntimas, dependen de nuestra capacidad de relajarnos en la fuerza vital de lo femenino. En este momento podemos aprender a relajarnos, respirar profundamente y sentir el flujo de las emociones, de la energía sexual, de la sabiduría intuitiva. Cuando estamos relajados y abiertos a este flujo de fuerza viviente, tiene libertad para circular no solo por nuestros cuerpos, sino también en nuestras relaciones íntimas.

El amor no es lógico, como bien sabe cualquiera que haya amado. Evidentemente, la lógica es muy útil en algunas ocasiones, pero la mente lógica es incapaz de entender plenamente todos los aspectos del misterio femenino de la vida. Sin embargo, cuando estamos rodeados por el flujo de vida, relajados y abiertos a su movimiento e intuición sutil, nace otro tipo de inteligencia «de-todo-el-cuerpo». Esta inteligencia, la sabiduría del amor, que es inherente a un cuerpo vivo, abierto y sensible, es lo que necesitamos para contar con medios espontáneos y adecuados en nuestras relaciones íntimas. Es uno de los dones de la fuerza femenina.

10

Polaridad avanzada

Dos masculinos no forman una polaridad

Actualmente está muy de moda que tanto los hombres como las mujeres movilicen mucha energía masculina y poca energía femenina. Está más de moda ser direccional, exitoso e ir a la «conquista del mundo» que ser irradiante y estar conectado intuitivamente con el mundo. Está más de moda ser un guerrero victorioso que un amante extático. Así, casi todos nos resistimos a la energía masculina de nuestro amante, ¡porque queremos expresar la nuestra!

Al mismo tiempo, la mayoría de las mujeres que han acudido a mi consulta también quieren que su hombre tenga confianza, claridad, fuerza, dirección y pasión. Es decir, muchas mujeres de nuestros días quieren que sus hombres movilicen una intensa energía masculina, pero ellas también quieren animar su direccionalidad masculina. Esto funciona bien para amigos y socios comerciales, pero no permite que se desarrolle una polaridad sexual plena en la relación íntima. Dos masculinos no forman una polaridad. La polaridad sexual requiere tanto el polo masculino como el femenino.

En el mundo de hoy no solemos estar todo el día con nuestra pareja. Uno o ambos miembros de la misma trabajan. Así, todos podemos ser todo lo masculinos que queramos durante la jornada laboral —direccionales, analíticos, enfrentarnos con la energía masculina de otros— y seguir disfrutando de la polaridad sexual con nuestra pareja íntima al llegar a casa. Sin embargo, el único modo de conseguirlo es que uno de los dos esté dispuesto a relajarse en su energía femenina durante los momentos de relación íntima. Generalmente, este será el miembro con esencia sexual más femenina. Y, generalmente, en una relación heterosexual, el miembro con una esencia sexual más femenina es la mujer (aunque también hay relaciones íntimas felices en las que el hombre tiene la esencia sexual más femenina).

A lo largo de los últimos treinta años, algunas mujeres han tenido tanto éxito en la expresión de su energía masculina que muy pocos hombres pueden asumir el polo masculino en la relación con ellas. Es fácil oír a las mujeres de éxito quejarse de la falta de hombres suficientemente «conscientes», «fuertes» o «evolucionados». Y esto es muy cierto. Hasta ahora, en términos generales, las mujeres han dedicado más años que los hombres a crecer activamente de la primera a la segunda etapa. En general, las mujeres van por delante de los hombres en la evolución a través de las etapas.

Ya es hora de que los hombres reivindiquen su totalidad, como las mujeres han estado haciendo durante años. Solo entonces tendremos una población de hombres y mujeres plenos que puedan corresponderse verdaderamente como pareja.

Pero hay otro problema más insidioso. Aunque actualmente parece haber más mujeres que hombres dispuestas a pasar de la relación al 50-50 a la práctica de la íntima comunión, hay, evidentemente, algunos hombres que están muy preparados. Y estos hombres no se sienten atraídos por las denominadas mujeres «completas» que han cultivado su energía masculina, y en muchos casos se aferran a ella. Un hombre masculino que esté preparado para practicar la polaridad sexual en íntima comunión buscará una mujer que ofrezca dones surgidos directamente de su esencia sexual femenina. Él no necesita los dones masculinos, puesto que ya tiene los suyos.

Las mujeres que han desarrollado su masculinidad y los hombres que han desarrollado su feminidad deben relajarse en su esencia sexual innata si quieren atraer parejas que puedan satisfacer sus deseos más profundos en polaridad sexual. De otro modo, los hombres seguirán quejándose de que las mujeres con las que se encuentran son «agresivas», y las mujeres seguirán quejándose de que los hombres que conocen son «afeminados nueva era».

A la mayoría de los hombres les gusta acompañarse de una mujer de éxito, siempre que ella también puede relajar su filo, bajar la espada y abrir su cuerpo, mente y corazón en relación íntima con el hombre en el que confía. A la mayoría de las mujeres les gusta estar con un hombre sensible, siempre que dirija su vida con claridad mientras ofrece a su amada un amor fuerte y fiable, y la arrebata con sus abrazos apasionados y con su presencia.

Las mujeres de éxito y los hombres sensibles suponen un gran progreso con respecto a las amas de casa reprimidas y a los machos incultos. Pero no debemos olvidar la ley de polaridad. No debemos olvidar que siempre atraemos la energía recíproca de la que expresamos.

Si eres mujer y expresas una energía «exitosa» y direccional, tenderás a atraer a un hombre ambiguo y carente de energía masculina que desee ser completado por tu direccionalidad. Si eres un hombre y expresas tu energía «sensible» o nutricia, tenderás a atraer a una mujer más angular, carente de energía femenina, que quiera ser completada por tus cualidades nutricias.

ELEGIR UNA PAREJA ADECUADA

La polaridad sexual es específica de cada etapa. El tipo de cualidades que tiendes a buscar en tu pareja ideal cambia en función de si estás interesado en una relación basada en la dependencia, en el 50-50 o en la práctica de la íntima comunión.

Cuando un miembro de la pareja crece y el otro no, la polaridad disminuye y la pareja parece agotada. Por ejemplo, cuando un miembro de la pareja pasa de querer la relación de dependencia a querer la relación al 50-50, el otro miembro de la pareja también debe cambiar, o el flujo de polaridad entre ellos se reducirá hasta hacerse insatisfactorio. ¿Qué cualidades buscamos en una pareja, etapa por etapa?

En la relación de dependencia, eres un esclavo de la polaridad sexual y estás vinculado a tus propias necesidades sexuales o a las necesidades de tu pareja. Eres una mujer que das sexo a tu marido con la esperanza de ser amada, o eres un hombre que paga todas las facturas para tener una mujer sexualmente disponible. Cada miembro de la pareja da algo al otro porque tiene miedo de perderlo.

Un hombre de la primera etapa que quiera una relación de dependencia debería elegir una mujer que esté dispuesta a cuidar de sus necesidades sexuales y familiares mientras él se encargue de sus necesidades emocionales y económicas, y lo mismo es válido para una mujer que quiera este tipo de relación. Este acuerdo puede funcionar bien durante toda la vida, y aporta un fundamento muy estable para el flujo del amor y la polaridad sexual mientras ambas personas sean fieles a sus papeles predefinidos.

En una relación al 50-50, retiras temporalmente la prioridad de la polaridad sexual y en su lugar insistes en desarrollar una buena comunicación con la esperanza de establecer un buen equilibrio de poder. Estás cansado de las luchas de poder encubiertas o manifiestas de la relación de dependencia. Lo último que quieres es rendir tus límites y hacerte vulnerable a otra persona, vulnerable al sufrimiento. Más bien tienes la esperanza de explorar los deleites sensuales del intercambio sexual y el orgasmo simultáneo con una pareja que también es tu mejor amigo.

Los hombres y mujeres de la segunda etapa deberían elegir parejas que ya sean muy completas y autónomas, y que estén dispuestas a establecer una relación íntima sobre la base del compartir, de la igualdad y del respeto mutuo. Su polaridad sexual mutua será más flexible —y menos segura— que la polaridad de la relación de dependencia, ya que en una relación al 50-50 ambos miembros están dedicados a equilibrar sus propias energías masculinas y femeninas, para seguidamente presentar este tipo de energía más equilibrada o «igualitaria» a su pareja. Al elegir una pareja que comparta su visión de lo que es un estilo de vida satisfactorio y que esté dispuesta a comunicar sus pensamientos y sentimientos honestamente, los hombres y mujeres de la segunda etapa pueden proveerse de compañía que les dé apoyo en su viaje existencial de crecimiento y autointegración.

En la práctica de la íntima comunión, aprendéis a dominar la fuerza dinámica de la polaridad sexual, ofreciéndoos mutuamente vuestro núcleo sexual profundo y rindiendo vuestras resistencias hasta sentir la unidad extática y el amor desprotegido, y no meramente la independencia y la integración. En la práctica de la íntima comunión, el juego polar se convierte en una forma de transmitir amor en la que traspasas tus límites personales.

Por ejemplo, tu juego sexual se convierte en una encarnación intencional de la fuerza universal de la energía masculina y femenina. Con los cuerpos entrelazados, atraídos más allá de la separación, vuestro contacto sexual deviene en contemplación mutua, en la realización del amor más allá de la forma.

En la íntima comunión, la polaridad está relacionada con la rendición total al amor, a la verdad, a Dios. En íntima comunión, el hombre se siente excitado por una mujer dispuesta a dedicar toda su vida a rendirse hasta alcanzar el amor y la dicha absolutos, dispuesta a apartar cualquier cosa que se interponga en el camino de tal rendición, incluyendo el dinero, el sexo o un estilo de vida utópico, si fuera necesario. La mujer se siente polarizada por un hombre absolutamente comprometido a rendir todo lo que no sea la perfecta realización del amor, de la verdad, de Dios. Cualquier hombre que esté orientado hacia otra cosa —incluso al logro de una buena comunicación y de una comunidad feliz de amigos y familiares amorosos—, simplemente no polarizará a la mujer en la misma medida.

Cada uno de nosotros está haciendo un viaje único a través de las distintas etapas, y, por tanto, cada uno se siente atraído por un hombre o una mujer diferente. A medida que crecemos, el tipo de hombre o de mujer que nos polariza va cambiando. Si nosotros crecemos y nuestra pareja actual no lo hace, o viceversa, sufrimos una pérdida de confianza y de polaridad sexual. Respetando las etapas de crecimiento evitamos culparnos o culpar a nuestra pareja por la pérdida de polaridad sexual en nuestra relación. Comprendemos que esta pérdida de polaridad se produce cuando un miembro de la pareja crece y el otro no.

Etapas cambiantes, fantasías cambiantes

Como la polaridad sexual es específica de cada etapa, y como las etapas pueden cambiar tanto de un momento a otro como de un año a otro, nuestras respuestas a la polaridad sexual pueden ser confusas.

Por ejemplo, después de salir heridos de una relación íntima es posible que nos sintamos muy necesitados y que pasemos por un momento de dependencia, aunque en general seamos capaces de mantener una relación al 50-50 o de practicar la íntima comunión. En un momento de dependencia nos sentiremos atraídos por personas con las que normalmente no nos plantearíamos tener una relación íntima —bellezas de cabeza hueca, hombres «musculitos», celebridades que están de paso—, porque, de repente, nos sentimos activados por la polaridad de la primera etapa.

Por otra parte, es posible que experimentemos una increíble unión sexual con una persona durante un momento de íntima comunión de la tercera etapa inducido temporalmente por un éxtasis religioso, por las drogas o por una experiencia de cercanía a la muerte, solo para descubrir unos días después que no tenemos nada en común —e incluso que ni siquiera nos gusta la persona— cuando nos asentamos en nuestro estilo de vida de la segunda etapa.

La polaridad sexual no está fuera del alcance de nuestra comprensión; podemos trabajar con ella, e incluso dominarla, si estamos dispuestos a observar nuestras vidas de cerca, a medida que crecemos etapa por etapa y aprendemos las leyes de esta omnipresente fuerza natural. En la intimidad —a diferencia de en una amistad o asociación comercial— los polos opuestos se atraen y los similares se repelen. Si estamos dispuestos a apropiarnos de nuestra esencia sexual única, en lugar de intentar ser otra persona, entonces atraeremos a nuestro verdadero recíproco, alguien que vivifique y llene nuestro núcleo sexual profundo. Etapa tras etapa, lo masculino intenta ser querido por la energía e irradiación femeninas, y lo femenino intenta ser querido por la presencia y la conciencia masculinas. El arte de la polaridad sexual tiene que ver con ofrecer estos dones naturales masculino y femenino desde el corazón.

Cuando quiero irme

Cuando me siento con un mal humor típicamente masculino, cargado y desgastado por la vida, quiero liberarme de todo. Cuando Ofelia siente mi estado de ánimo, generalmente puede responder de dos maneras.

Puede sentir mi deseo de ser libre y responder sintiéndose rechazada, sintiendo que quiero abandonar su compañía. Y es posible que tenga razón. También puede sentir que no la quiero, pero en este caso se equivocaría. La esencia sexual masculina suele querer liberarse aunque esté completamente enamorada.

Tanto si amo a Ofelia como si no, cuando me siento constreñido quiero irme. Quiero salir del constreñimiento, no del amor. Y esta es la clave de cómo Ofelia puede ayudarme a abandonar ese estado de ánimo.

El otro modo de responder que puede tener Ofelia, el modo que me es más útil, es reconocer que estoy en un típico momento de mal humor masculino, y que no es *de ella* de quien me quiero liberar; quiero liberarme de mi sensación de estar cargado, cansado y atrapado. Al entender esto, Ofelia puede elegir no retirarse de mí por sentirse rechazada y ayudarme a disolver mi mal humor aliviando mi sensación de constreñimiento.

¿Y cómo lo hace? Los hombres y mujeres deben experimentar hasta encontrar su propia manera de ayudarse mutuamente. Yo sé que si Ofelia se toma cinco minutos para «sacarme de la trampa», puedo volver a acercarme a ella con un amor fresco y afrontar las circunstancias de la vida con energía y felicidad renovadas. En general, la manera más simple de «salir de la trampa» para mí es mediante la liberación física. A veces Ofelia libera mis tensiones corporales dándome un masaje. Y puede liberarme de mis cargas mentales atrayéndome hacia un delicioso estado sin mente con su tacto y su humor. A Ofelia le encanta bailar; también puede liberarme de mi sensación de pesadez transformando mi vida con una experiencia de belleza bailando para mí.

Generalmente a Ofelia no le lleva más de cinco minutos bendecir mi vida con su irradiación, belleza y energía amorosa. Entonces llega el alivio y ya no me siento aplastado por la vida. La energía femenina de Ofelia renueva la mía. Mi energía sexual se fortalece y polariza, y puedo afrontar de manera natural los retos que la vida plantea, y disfrutar de la sensación de vivir al límite y de resolver los problemas. Asimismo, mi corazón conecta con el suyo mediante un potente arco de polaridad sexual que fluye entre nosotros.

Ofelia sirve a ese propósito rejuveneciendo mi esencia sexual masculina cuando estoy cansado o me siento «quemado». Sin embargo, solo puede hacerlo cuando siente que mi deseo de liberación no es un deseo de liberarme de nuestra relación, sino de liberarme de mi agobio.

Es posible que yo atribuya equivocadamente este agobio a mi relación con Ofelia. Y si Ofelia responde a mi estado de ánimo con otro parecido, entonces tengo la confirmación: «Ah, sí, es Ofelia quien me carga. ¡Ahora tengo que lidiar con su mal humor además del mío!».

Pero cuando Ofelia es suficientemente fuerte en su práctica de la íntima comunión como para reconocer que mi estado de ánimo es autogenerado, entonces no se lo toma personalmente, y eso ayuda a sacarme de mi mal humor. Ella puede rejuvenecerme y polarizar mi esencia sexual masculina con sus dones radiantes. En breve vuelvo a sentirme fuerte, listo para afrontar los desafíos de la vida de manera creativa y divertida, sin sentirme aplastado. El amor de Ofelia puede ayudarme a tomar conciencia de que mi deseo de liberación es en realidad un rechazo de los desafíos creativos de la vida, entre los cuales está el desafío creativo de la relación.

¿Cuándo aprecia lo masculino el don femenino?

Cuando estoy centrado en mi misión —escribiendo este libro, por ejemplo—, todas mis energías están concentradas en mi propósito. Supongamos que Ofelia se da cuenta de que llevo horas trabajando y me trae un vaso de agua. Y una hora después me prepara un aperitivo. Tendría que decir que, de los muchos dones que Ofelia me ofrece, su apoyo amoroso a mi propósito es uno de los más satisfactorios. Cuando Ofelia sirve a mi misión, cuando me trae un vaso de agua para que no tenga que interrumpir mi concentración, siento una inmensa gratitud y aprecio por ella. Su amor femenino activa mi sentido de propósito masculino, además de potenciar el flujo de polaridad sexual entre nosotros.

Sin embargo, si en ese momento tuviera que desatender mi propósito para darle las gracias y expresar cuánto la aprecio, eso neutralizaría su regalo; en lugar de apoyar e inspirar mi misión, me estaría distrayendo de ella, aunque solo fueran unos segundos. Mi direccionalidad y misión masculina sentiría su don femenino como una carga.

Este puede parecer un asunto menor, pero haciendo terapia a otras parejas he observado una y otra vez que es una gran fuente de malentendidos. Si lo masculino tiene que dejar de avanzar hacia su propósito —si tiene que salirse de la pista, por así decirlo, aunque solo sea por unos momentos—, entonces siente que lo femenino es una distracción o una carga más que un regalo.

Cuando Ofelia me trae un vaso de agua, el regalo que recibo no es el agua misma. Cuando Ofelia me trae un aperitivo que ha preparado con amor, el regalo no es el propio aperitivo. Es su *cuidado* lo que yo experimento como un regalo especial, su apoyo, su forma de refrescar y rejuvenecer mi misión. Es la energía y la atención que me brinda. Ella libera mi atención de la necesidad de proveerme de agua y alimento, por ejemplo, y así me siento libre de mantenerme plenamente alineado con mi propósito.

Sé que esto suena extraño a algunas personas con esencia sexual femenina. Es posible que tomarme un descanso para agradecer las atenciones de mi pareja parezca muy fácil, pero si hacer eso significa salirse del camino trazado, ya no es un regalo para la esencia sexual masculina.

Debemos aprender a entender las diferencias entre lo masculino y lo femenino si queremos apreciar plenamente sus diferentes estados de ánimo, deseos y necesidades en lugar de sentirnos molestos por ellos.

Por ejemplo, como persona con una esencia sexual masculina, tuve que aprender a tratar los estados de ánimo de Ofelia con libertad, humor y amor. Tuve que aprender que cuando está frustrada y dice cosas como: «¡Vete de aquí!», la mayoría de las veces prefiere que me quede. Tuve que aprender que cuando dice fríamente: «Estoy bien», a menudo no lo está. Y también tuve que aprender que la esencia sexual femenina de Ofelia prácticamente siempre está conectada con nuestra relación, de modo que si alguna vez me levanto bruscamente de la cama por la mañana para escribir una idea nueva, ella se siente un poco decepcionada a menos que vuelva a la cama y dedique algún tiempo a la relación íntima antes de empezar el día. Tuve que aprender que las necesidades de polaridad de la feminidad de Ofelia son muy diferentes de las mías.

Asimismo, Ofelia tuvo que aprender que cuando ella me ofrece su regalo femenino y yo no le dedico tiempo para responder en ese mismo momento, no la estoy ignorando. Más bien, estoy plenamente concentrado en mi propósito, y ciertamente recibo su apoyo como un gran regalo. Más adelante, cuando resurjo de mi misión, le digo cuánto aprecio sus atenciones.

De hecho, la gratitud fluye por todos mis poros. La confianza y el apoyo que Ofelia presta a mi misión masculina, a mi propósito, está entre los mayores regalos que recibo de ella. Su amor me inspira continuamente; literalmente, ella alienta vida y amor a mi vida, que de otra manera tendría una perspectiva muy estrecha, orientada hacia mis objetivos.

Lo masculino y lo femenino equilibrándose mutuamente

Una mañana, Ofelia y yo estábamos en la cama haciendo el amor. Estábamos completamente presentes uno para el otro. Yo estaba entregado a sentirla, acariciarla y abrazarla. Sentí que la respiraba con la sola contemplación de su hermosa forma.

De pronto, sonó el teléfono. Dejamos que respondiera el contestador, pero cuando escuché el mensaje me di cuenta de que era un asunto que requería mi atención inmediata. Salté de la cama para responder a la llamada. De repente, estaba en la «modalidad de negocios», hablando por teléfono, analizando opciones y tomando decisiones. Cuando terminé de hablar, colgué el teléfono y fui a mi escritorio, en el estudio, para tomar unas notas y mirar el calendario. Ofelia aún estaba en la cama, conectada conmigo, esperando que regresara. Finalmente, me llamó: «¿David? ¿Qué estás haciendo ahí?».

Al igual que el sonido del teléfono un momento antes, su voz me recordó su existencia; cuando estoy en mi «modalidad laboral», es como si ella no existiera, al igual que cuando estoy en la «modalidad intimidad» con Ofelia es como si el trabajo no existiera.

Yo soy capaz de concentrarme en una «modalidad» de manera mucho más natural que Ofelia. Puedo pasar, y a menudo paso horas, días e incluso meses con prácticamente toda mi energía y atención puesta en un proyecto creativo específico o en una práctica espiritual específica. De hecho, me resulta muy fácil llegar a un punto de agotamiento físico nada saludable o a una rigidez emocional extrema.

Estos son los síntomas del desequilibrio masculino: su «modalidad» se vuelve tan extrema que la presión de su propósito reprime su energía vital, y su vida emocional queda reducida a una estrechez minúscula.

Durante el periodo de nuestra vida en que sonaba el teléfono, yo estaba muy involucrado en una gran empresa comercial. Estaba coordinando la puesta en marcha de una empresa de investigación informática y tenía que estar en contacto con programadores, socios capitalistas, abogados, vendedores de ordenadores, agentes inmobiliarios, etc., y todos ellos parecían necesitar mi atención 24 horas al día. Nunca había hecho nada parecido anteriormente, y mientras participé en el proyecto mi atención quedó confinada a una banda muy estrecha.

En mi vida habitual ejerzo de escritor y educador, y he aprendido a equilibrarme por mí mismo cuando Ofelia no está cerca marcándome pausas regulares: hago ejercicio, nado en el mar, paseo por la playa cercana a nuestra casa. Pero cuando estoy con ella es extremadamente placentero recibir el flujo de su amor en mi vida, que de otro modo sería relativamente rígida y limitada. Ella suele poner flores junto a mi ordenador para recordarme que hay un mundo más allá de mi despacho. Me aleja del teclado cuando siente que me estoy quedando agotado y se da cuenta de que escribir está siendo un sufrimiento para mí. Abre la estrechez de mi perspectiva masajeándome, cantando para mí, quizá incluso quitándose la ropa y bailando para mí. Ofelia aporta unos dones femeninos tan hermosos y extraordinarios a mi vida que su presencia es mucho más curativa que una radiante mañana de verano en una frondosa playa tropical.

Ambos somos muy capaces de equilibrarnos individualmente cuando lo necesitamos. Sin mí, Ofelia es perfectamente capaz de orientar su vida y tener éxito en sus empresas económicas, creativas y espirituales. Yo puedo fluir en el amor profundo, con la fuerza de vida curativa y con la danza sensual tanto estando solo como con ella. Ambos podemos vivir vidas completas e independientes si así lo elegimos. Por tanto, cada uno de nosotros es capaz de contribuir igualmente a la relación 50-50, concentrándonos la mitad del tiempo en nuestra energía masculina y fluyendo la otra mitad del tiempo en la energía femenina. De hecho, durante largos periodos de nuestra relación hemos elegido cultivar el estilo 50-50.

Pero hay muchos momentos en los que ambos preferimos relajarnos en nuestra esencia sexual innata y ofrecer el don natural que surge de nuestro centro. Estos dones son únicos para cada pareja y cambian continuamente. De modo que es importante permanecer abierto, espontáneo, descubriendo cuáles son estos talentos naturales día tras día.

Generalmente, en nuestro caso, yo prefiero estar concentrado (escribir o meditar), en soledad, o trabajar intensivamente con grupos de gente —es decir, estoy «en misión» durante largos periodos de tiempo—, y Ofelia prefiere fluir en relación amorosa con sus amigas o bailar expresando su devoción espiritual (literalmente, como forma de expresión artística, y figurativamente, como una mujer feliz).

En realidad, yo soy un buen bailarín y, en mi opinión, Ofelia es mejor escritora que yo. No es cuestión de quién *debe* hacer qué o *puede* hacer qué, o de si ambos contribuimos igualmente a la relación. Simplemente, cuando estamos completamente relajados, felices y haciendo exactamente lo que queremos, es probable que yo esté escribiendo y que Ofelia esté bailando. Ofelia disfruta de mi escritura y yo disfruto de su danza. Y, de hecho, también hay momentos en los que yo bailo y Ofelia escribe.

En la práctica de la íntima comunión, Ofelia se siente feliz de equilibrar mi «enfoque» masculino con su danza femenina, y yo me siento feliz de equilibrar su danza con mi enfoque. A menudo preferimos ofrecernos mutuamente estos dones en lugar de mantener un equilibrio al 50-50 dentro de nosotros. Suele ser más natural equilibrarnos uno al otro con nuestros dones intrínsecamente diferentes porque nuestras esencias sexuales masculina y femenina son extremas. Otras personas con esencias sexuales más neutrales se sentirán igualmente felices equilibrándose a sí mismas, tal vez en compañía de una pareja íntima que también se equilibre a sí misma.

CUANDO LO MASCULINO ESTÁ AUSENTE

Imagina que eres una mujer con una esencia sexual más femenina. Te preparas y te vistes para salir de noche con tu hombre. Te sientes animada, feliz, tienes muchas ganas de disfrutar de esa velada con tu pareja. Después de vestirte, sales de la habitación exhibiéndote, revoloteando, sonriendo y mostrando tu precioso vestido a tu hombre, que está sentado en el sofá del salón.

Pero él ni siquiera percibe tu presencia. Está viendo la televisión, repantigado sobre los cojines del sofá, medio dormido. Notas que empiezas a enfadarte. ¿Se ha olvidado de ti? Estabas tan llena de energía, tan radiantemente femenina y feliz. ¿Dónde está su energía masculina para equilibrar la tuya? Parece tan carente de energía como una muñeca de trapo.

En este punto, la mayoría de las mujeres tienden a entrar inconscientemente en su propia energía masculina. Como tu hombre está sentado allí, sin dirección, ¡alguien tiene que responsabilizarse de dirigir la velada! De modo que tratas de movilizarlo preguntándole:

—Bien, ¿vamos a salir esta noche o no?

—Me da igual. Si tienes muchas ganas podemos salir —dice él, sin apenas levantar los ojos de la pantalla.

De modo que activas un poco más de energía direccional y le dices:

—Tengo muchas ganas de salir esta noche. Llevo una hora preparándome. Venga, vámonos.

Él parece sumergirse todavía más en su inercia apática. Muy lentamente, renuente, se levanta del sofá y se prepara. La noche tiene un comienzo descorazonador.

Como viste que a tu hombre le faltaba energía direccional, animaste tu propia energía masculina direccional para poder poneros en marcha. Y ha funcionado. Estáis en marcha. Pero la situación está despolarizada, tensa. Bajo la superficie hay un conflicto latente. Es el conflicto entre tu masculino y su masculino.

Lo masculino empuja y guía; lo femenino invita y atrae. Ambos estilos resultan útiles en distintos momentos. La clave de la relación íntima es elegir el estilo, masculino o femenino, que potenciará la polaridad; siempre y cuando, claro está, quieras disfrutar de la polaridad más que de la neutralidad o la repulsión.

Es posible que en la oficina y en la calle la polaridad sexual no sea tan importante para ti. Por tanto, es bueno ser una persona completa y equilibrada, capaz de activar energía masculina o femenina dependiendo de lo que encaje mejor en cada situación.

Pero en la relación íntima la principal queja, tanto de los hombres como de las mujeres, la primera fuente de conflictos es la despolarización. Por ejemplo, se produce una situación despolarizante cuando quieres el amor masculino, cariñoso y direccional de tu hombre, pero él solo te ofrece ambigüedad. O tal vez seas un hombre que desea cuidados y radiante amor femenino de tu mujer y solo recibes mal humor y sarcasmo.

Cuando un hombre con una esencia sexual naturalmente masculina experimenta la energía masculina de su mujer, tiende a hacer una de estas dos cosas: o bien permanece en su masculinidad y es rechazado por la masculinidad de la mujer, como dos imanes cuando se juntan los polos similares; o bien él renuncia a su masculinidad y permite que ella «sea la portadora de la energía masculina». Entonces el hombre no se siente rechazado, pero tampoco atraído. Él ha renunciado a su direccionalidad y ella ha asumido el mando: una situación viable, pero no sexualmente polarizante si los miembros de la pareja acaban activando la energía opuesta a la de sus esencias sexuales innatas.

Por supuesto, los hombres pueden permitirse ser ambiguos y las mujeres pueden permitirse ser incisivas y enérgicas. Los hombres y mujeres pueden ser y actuar como prefieran, pero es conveniente que sean conscientes y responsables del efecto energético que causan en su pareja.

Entonces, ¿qué puedes hacer cuando tu hombre está repantigado en el sofá, falto de dirección, y tú estás llena de energía vibrante y feliz, con muchas ganas de salir? ¿Cuál es la alternativa a empezar presionando levemente para después empujar a tu hombre para que salga por la puerta? Una alternativa es escenificar una energía extremadamente femenina. De hecho, puedes activar tanta energía femenina que, en comparación contigo, incluso el comportamiento «vegetativo» de tu hombre parezca muy masculino. A continuación, tu energía femenina puede polarizar su impulso masculino latente hacia la direccionalidad masculina plenamente desplegada.

¿Cómo podría ocurrir esto?

Él está tumbado en el sofá. Tú reconoces que, de momento, es débil en su masculinidad. En primer lugar, siente en tu corazón qué es mejor por su propio bien, ¿ver la televisión o compartir el flujo de tu amor y felicidad? Supongamos que te decides por lo segundo.

Te sientas a su lado y te relajas profundamente en tu feminidad. Puedes ser más femenina que él, más femenina de lo que el equilibrio al 50-50 te permitiría normalmente. Puedes llegar al fondo de tu feminidad para polarizar lo que queda de su masculinidad.

Tomas una respiración dulce y profunda. Sientes todo tu cuerpo, de la cabeza a los pies, y te permites encarnarte más plenamente en tu cuerpo como mujer, cualquiera que sea el significado que esto tenga para ti. Siente tu carne femenina, tu corazón femenino, tus deseos femeninos. Confía en el poder de tu amor para encantar y atraer a tu hombre, y confía en que tu amor le servirá mejor que la televisión.

Invítale a entrar en su cuerpo haciendo de él un lugar agradable en el que estar, tal vez tocándole como solo tú sabes hacerlo. Invítale a entrar en la relación haciendo que sea irresistiblemente más atractiva que distraerse con la televisión. Fortalece su masculinidad alabando su fuerza y direccionalidad, que sabes que están latentes dentro de él. «Lo que quieras hacer está bien para mí —le susurras mientras te acomodas a su lado, ronroneando—. Confío en tu decisión. Me encanta estar aquí contigo, si eso es todo lo que deseas». (Si esto no fuera cierto, podrías preguntarte si estás con el hombre adecuado).

Renuncia conscientemente a tu masculinidad y confía en la suya. Al mismo tiempo, ofrécele el don de tu extrema feminidad amándole y encantándole con tu sonrisa, tu tacto, tu energía femenina, comoquiera que manifiestes espontáneamente tu esencia sexual femenina en este momento.

Para lo masculino no hay nada más atractivo que lo femenino. Esta es la ley básica de polaridad, una ley que casi todas las mujeres conocen pero de la que pocas están dispuestas a responsabilizarse conscientemente.

En la primera etapa, el cuerpo femenino confiado *seduce* a lo masculino para que se entregue y entre en el placer físico, cuerpo a cuerpo. En la segunda etapa, la mente femenina confiada suscita el interés a la masculina para que se entregue y se una en un compartir significativo, mente a mente. En la tercera etapa, el corazón femenino confiado cautiva lo masculino para que se rinda y comulgue con el poder del amor, corazón a corazón.

Nuestra cultura es tan negativa hacia lo femenino que solemos considerar las capacidades de cautivar y atraer como formas de manipulación. Como cultura, valoramos más la capacidad de dirigir la nave que la irradiación gloriosamente atrayente del profundo mar azul. De algún modo, valoramos más lo masculino que empuja que lo femenino que invita: probablemente empujaremos a nuestra perezosa pareja para que salga por la puerta más que intentar cautivarla con nuestro amor.

Tenemos lavado el cerebro. Hemos llegado a creer que es mejor decir a nuestra pareja dónde queremos que vaya que invitarle a venir donde queremos que venga. Solemos pensar que el estilo masculino de decir a alguien dónde queremos que vaya es «honesto» y que el estilo femenino de invitar a alguien al lugar donde queremos que esté es «manipulativo». Estas creencias son inventos de la omnipresente actitud antifemenina de nuestra cultura.

Tanto el estilo masculino como el femenino resultan útiles en distintos momentos, y es sabio que cada hombre y mujer cultiven ambas energías. Y también son sabios el hombre y la mujer que saben cuándo usar su direccionalidad masculina y el poder femenino de su encanto e invitación.

Si quieres mantenerte sexualmente polarizado con tu pareja en este momento, activa la energía opuesta a la que quieres evocar en él o ella. Lo femenino evoca lo masculino. Lo masculino evoca lo femenino. Lo neutral evoca lo neutral. Sé consciente de esta «ley de la evocación» y después elige qué quieres hacer.

LO MASCULINO AL SERVICIO DE LO FEMENINO

Supongamos que eres un hombre y que tu mujer llega a casa desde su trabajo, donde realiza una función ejecutiva. Durante el día no tiene muchas oportunidades de relajarse en su feminidad, de modo que llega a casa y sigue estando «activada». En lugar de fluir grácilmente por el hogar como una diosa radiante, camina de aquí para allá y no para de hablar de una operación comercial de gran calado, como una guerrera corporativa.

En una situación así resulta muy fácil renunciar a tu energía masculina y dar «espacio» a tu mujer para que sea todo lo masculina y guerrera que quiera. Y, a veces, esto será lo más indicado. Pero siente en tu corazón: en este momento, ¿qué es mejor para ella? Ha estado en su masculinidad todo el día. ¿Es mejor para ella seguir así, o sería más conveniente renunciar a la masculinidad, relajarse y rejuvenecer en su feminidad? Siente cuál es la mejor opción y actúa en consecuencia.

Si te parece mejor lo segundo, entonces tienes que mostrarte más masculino que ella, polarizando su esencia sexual naturalmente femenina, que habrá quedado encubierta temporalmente por su energía masculina. No hay nada malo en que tenga su energía masculina altamente desarrollada; simplemente, ahora, esta no es la energía que más le conviene. Sientes que sería mejor para ella relajarse en su energía femenina y compartir amorosamente, incluso desfallecer, en la fuerza de la polaridad sexual contigo.

De modo que eliges no darle «espacio». ¿Por qué? El único modo de darle espacio para ser masculina es que tú renuncies a tu masculinidad. De otro modo, si ambos permanecéis en vuestro lado masculino, seríais como dos carneros obstinados ocupando el mismo territorio y chocando vuestras cabezas.

Por tanto, eliges no renunciar a tu masculinidad para darle espacio, ni ser tan masculino como ella, lo que conduciría inevitablemente a competir por ver quién domina en el «territorio» masculino; es decir, quién lleva la energía direccional en este momento.

En lugar de embestiros mutuamente o de ceder el terreno, puedes expresar una energía más masculina que la suya y evocar su feminidad latente. Te haces más masculino que ella sintiendo qué es mejor para ella y, a continuación, ocupando tu terreno con absoluta confianza, humor y amor. Evocas su feminidad latente alabando sus cualidades femeninas que tanto aprecias, tocándola como si fuese una diosa más que una guerrera.

Ella camina arriba y abajo, hablando aceleradamente de esto y aquello, tensa y angular. Tú empiezas a seguirla con una sonrisa amorosa. Ella se para y te mira enfadada. Tú le dices lo guapa que está cuando hace grandes tratos comerciales y le preguntas si está de humor para bailar. Antes de que pueda responder, la abrazas y te pones a bailar con ella por la habitación, acariciándola y haciéndole saber que es la diosa femenina de tu elección.

Te mantienes en tu terreno de amor sin dejar que tu humor y tu persistencia fluctúen. La quieres y, por un medio u otro, encuentras una grieta en su duro cascarón y dejas que tu amor masculino penetre profundamente en su hondo corazón femenino. En cuanto ocurra esto, su cuerpo se abrirá para renunciar a su propia masculinidad y recibir la tuya, y saldrá a tu encuentro con su propia reserva infinita de energía femenina. Las líneas de su rostro se alisan. Su mirada se relaja. Tú sigues amándola, tocándola, alabando su belleza femenina y esa luz propia que siempre te han encantado.

Entonces, si tiene algo que decir, será algo real. No será un mero exceso de tensión masculina después de haber estado blandiendo su espada todo el día. Tu abrazo masculino que honra y reverencia lo femenino, tu humor y cuidado persistentes permitirán que su cuerpo y su mente se relajen en su esencia sexual natural. Sin discutir sobre quién tiene razón, sin chocar y sin ponerte a ver la televisión mientras ella vomita sus eslóganes guerreros, le has ayudado a relajarse en su esencia sexual innata sin reprimirla ni impedirle decir lo que considere importante. Has potenciado la polaridad y comunicado tu amor.

La práctica de la polaridad sexual

¿Cómo se practica la polaridad sexual? En una palabra: Follando, con «F» mayúscula. Esto no se refiere únicamente al coito. Significa abrirse al inmenso flujo de la fuerza de vida universal. Significa participar con todo tu cuerpo en el juego polar entre lo masculino y lo femenino. Es algo que ocurre continuamente, en todo el cosmos, entre personas, planetas y átomos. Estamos orbitando unos en torno a otros, contenidos en nuestro lugar por fuerzas recíprocas de atracción y repulsión. Para practicar la polaridad, simplemente nos relajamos y dejamos que el flujo universal de la vida nos atraviese, con o sin una pareja humana. Dentro y fuera, arriba y abajo, dando vueltas en derredor, la fuerza de vida fluye intensamente entre el polo masculino y el polo femenino.

Podemos amar a cualquier persona o cosa simplemente relajándonos en la no separación y abriendo ilimitadamente nuestros corazones. Pero solo podemos disfrutar del misterio de Follar sometiendo nuestras mentes a la sabiduría de nuestros cuerpos y encarnando unas fuerzas masculina y femenina plenamente polarizadas.

A medida que crecemos en nuestra comprensión de la polaridad sexual, aprendemos a apreciar nuestro alto grado de energía sexual, etapa tras etapa. En una relación de dependencia, solo dirigimos nuestra atención hacia la pasión erótica, el consuelo emocional y la liberación orgásmica. Con el tiempo, a medida que crecemos hacia la relación 50-50, aprendemos a usar la energía generada en el estímulo sexual como energía curativa para nosotros mismos y para nuestro amante. El hombre es equilibrado por la energía de la mujer y la mujer es equilibrada por la del hombre. Además de sus cualidades eróticas y curativas, la sexualidad al 50-50 puede convertirse en un intercambio emocional profundo, un compartir nuestros verdaderos sentimientos así como nuestras energías corporales.

Pero la curación y el compartir emocional no son fruto del dominio de la polaridad sexual. La práctica de la íntima comunión implica acrecentar el amor transportado por la energía de la polaridad sexual, que puede así fluir libremente entre una esencia sexual masculina y una esencia sexual femenina. Implica amar tan libremente, con tal sencillez, con tanto abandono desprotegido, que nuestra sensación de separación se disuelve en esa simple intensidad que sentimos como amor y que tiene aspecto de luz y es conciencia.

En la práctica de la íntima comunión, lo masculino y lo femenino aprenden a engrandecer su amor y su deseo sexual mutuo, transformando finalmente esta energía en una única intensidad de vida: la intensidad que vive y se expresa misteriosamente como el cuerpo-mente de él y de ella.

Pero esto solo es el principio. A medida que progresa la práctica de la íntima comunión, tanto lo masculino como lo femenino aprenden a amar todavía más. Aprenden que el amor es suficiente. Lo masculino se suelta y abandona cualquier rastro de distinción, cualquier rastro de diferencia, y se libera en la infinitud del amor. Lo femenino se abre y se rinde al amor mismo, a la singularidad ilimitada. Su polaridad se disuelve en la unidad extática hasta que sus cuerpos reaparecen, sus energías se reaniman y retoman el juego de las polaridades.

Al entender las polaridades sexuales abrimos la puerta a una nueva vida. Con la práctica, aprendemos a abordar la vida de cada día con el mismo amor y apertura con los que abrazamos a nuestro amante. Sentimos que nuestros pensamientos se deslizan por nosotros como la piel bajo las puntas de nuestros dedos. Sentimos las emociones moverse por nuestros cuerpos como el profundo gemido de nuestra amante. Nos damos cuenta de que nos hemos retirado en un momento de dificultad y volvemos a estar plenamente presentes, dispuestos a acompañar a nuestra pareja en su dolor. Nuestra persistencia en el amor es constante y nuestra rendición al amor, interminable. Dominando la polaridad sexual nos hacemos maestros de las fuerzas de atracción y repulsión, del miedo y del deseo. En la práctica de la íntima comunión, nuestro amor se vuelve inseparable de la intensidad de la vida misma.

11

La práctica del amor

Polaridad y amor

Como muchos sabemos, suele ser más fácil llevarnos bien con nuestros amigos queridos que con nuestras queridas parejas. ¿Por qué? Una de las razones es que con nuestra pareja queremos compartir el amor, pero también la polaridad sexual. A veces nos sentimos frustrados con nuestra pareja porque muy pocos entendemos realmente que hay una gran diferencia entre la polaridad sexual y el amor.

La polaridad sexual es una fuerza natural y universal que podemos sentir no solo con personas, sino también con fotografías, recuerdos, fantasías, animales y lugares; en otras palabras, puede producirse con cualquiera y con cualquier cosa, siempre que haya un polo masculino y otro femenino.

El amor es no-separación, es estar dispuesto a abrazar, es la apertura de un corazón libre de resistencias. El amor ocurre cuando no tenemos miedo. El amor es no-evitación. El amor es tomar conciencia de que no hay diferencia, de la unidad perfecta, de una coincidencia en la que no hay «tú» ni «yo».

Abrirse al amor sin miedo ni resistencia a fin de poder disfrutar el éxtasis de la perfecta unidad relacional es el trabajo de toda una vida. En realidad es mucho más fácil aprender las reglas básicas de la polaridad sexual y disfrutar del juego apasionado entre lo masculino y lo femenino. Sin embargo, esto también exige un duro trabajo, porque frecuentemente nos resistimos a ciertos aspectos de lo masculino y de lo femenino, y por tanto nos resistimos a abrazar lo que nos permitiría sentir la plena polaridad sexual en nuestra relación íntima.

Si todo lo que queremos en nuestra relación íntima es amor, entonces es completamente irrelevante quién activa energía masculina o femenina y cuándo lo hace. Pero si queremos que en nuestra vida íntima fluyan el amor y la polaridad sexual, tenemos que aceptar la plena expresión de las fuerzas masculina y femenina.

En nuestros días, los hombres y mujeres se resisten a abandonar el equilibrio 50-50 que tanto les ha costado ganar. Tienen miedo de volver a caer en los antiguos roles sexuales. Intentan aprender a dar y recibir amor de una manera mejor, pero están, en su mayor parte, olvidándose de cultivar la plena polaridad sexual en sus relaciones. Muchas parejas dicen: «Nos queremos, pero en nuestra relación falta algo».

Ese «algo» suele ser un disfrute claro y sin complicaciones de la polaridad sexual. «Falta algo» porque uno o ambos miembros de la pareja tienen débilmente activada su esencia sexual natural. Es posible que se esfuercen por ser amorosos, pero la plenitud de sus dones sexuales permanece inexpresada o incluso evitada.

A medida que crecemos mediante la práctica de la íntima comunión, debemos practicar estas dos artes simultáneamente: el arte de abrirnos al amor y el arte de cultivar la polaridad sexual ofreciendo nuestra esencia sexual única.

Aprendemos a amar aceptándonos mutuamente tal como somos, soltando nuestras resistencias, aprendiendo a relajarnos y sintiendo verdaderamente cada momento tal como surge y desaparece. Y aprendemos a dar de nuestra esencia sexual confiando en las energías naturales de nuestro cuerpo, honrando el juego continuo de la placentera oposición entre las fuerzas masculina y femenina, y fortaleciendo y comprendiendo conscientemente —en lugar de negar inconscientemente— la fuerza universal de la polaridad sexual que sentimos cada día con nuestras parejas, nuestros amigos e incluso con completos desconocidos.

De los dos, es mucho más importante practicar el amor que la polaridad sexual. Después de todo, algunos de nosotros tenemos esencias sexuales más neutrales y no nos importa mucho la polaridad sexual, y a la mayoría nos importará cada vez menos a medida que nos hagamos mayores.

El amor es la lección que hemos venido a aprender desde que nacemos hasta que morimos. En resumen, el amor es todo lo que hay, o lo que no hay. O bien moriremos apaciblemente habiendo conocido el amor, o bien lamentaremos no haber amado lo suficiente. La polaridad sexual no supone ninguna diferencia en ese momento final.

Para crecer de la relación de dependencia a la relación al 50-50 y a la práctica de la íntima comunión, debemos aprender a amar más y a resistirnos menos. Debemos aprender a aceptar más y a evitar menos. Debemos aprender a relajarnos más y a contraernos menos. Este crecimiento requiere una práctica constante. Descubriremos una y otra vez nuestra falta de amor, y en ese momento tendremos la oportunidad de aprender a relajarnos, respirar, abandonar nuestra resistencia y amar.

Ya hemos examinado la práctica de la polaridad sexual en los capítulos previos. Concentrémonos ahora en la práctica del amor en íntima comunión.

Cómo practicar el amor en íntima comunión

La cosa más importante que debemos recordar en la práctica de la íntima comunión es el amor. Cuando sientas que estás dando la espalda a tu pareja y alejándote, vuelve a ponerte frente a ella y, del mejor modo que sepas, abre tu corazón al amor. Tenemos muchos hábitos aprendidos en la infancia: formas de alejarnos de nuestra pareja e incluso de castigarla. Por ejemplo, puede que cuando queríamos herir a nuestros padres nos fuéramos a nuestra habitación y nos escondiéramos, que nos negáramos a comunicarnos o les dijéramos que no los queríamos. Estos viejos hábitos de herir a los demás o de escondernos de ellos cuando no nos sentimos queridos siguen estando activos. Repetimos las mismas pautas con nuestras parejas. La íntima comunión propone una contrapráctica para estos viejos hábitos de desamor.

La íntima comunión exige que practiquemos el amor *en medio* de estos viejos patrones. Cuando queremos alejarnos de nuestra pareja, practicamos permaneciendo plenamente presentes en la relación. Cuando sentimos que nuestro cuerpo se tensa, relajamos nuestros músculos y respiramos plenamente. Cuando sentimos que nuestro caparazón emocional nos separa de nuestra pareja con ira, miedo o indiferencia, dejamos que nuestros corazones pasen de la separación a la unión con nuestra pareja. Estas prácticas de amor en íntima comunión tratan de contrarrestar los viejos hábitos de separación, retirada y castigo. Estas prácticas de amor requieren que relajemos el cuerpo, abramos nuestras emociones y permitamos que nuestro corazón desprotegido sienta a nuestra pareja plena y directamente.

Este proceso de abrirnos hemos de practicarlo una y otra vez. Cuando nuestra pareja nos hace daño, suele ser muy difícil permanecer abiertos a él o ella. Sin embargo, cerrándonos, alejándonos o castigándole no ganamos nada, aunque nos haya herido intencionadamente.

De niños jugamos este «juego» emocional: si no me quieres, yo tampoco te quiero. Si me haces daño, yo te haré daño a ti. Si no quieres estar conmigo, yo tampoco quiero estar contigo. Es un juego infantil, y el resultado es que dos personas que se quieren crean una situación en la que son incapaces de comunicar o de resolver la tensión que han creado.

En una relación de dependencia, esta actitud de «si me haces daño, yo te haré daño a ti» prevalece, y solemos escenificarla en nuestros «juegos» orientados a restringir el dinero, el sexo y la atención. «Si no me das lo que quiero, voy a retener mi dinero (o el sexo, o la atención)».

En una relación al 50-50, los componentes piensan que pueden «hablar las cosas». Creen que si pueden oír sus mutuas necesidades, podrán llegar a algún tipo de acuerdo. En algunos casos esto es muy cierto. Hablar claro y una buena escucha pueden hacer maravillas para resolver conflictos basados en malentendidos respecto a las mutuas necesidades.

Sin embargo, muchas veces hay una diferencia clara y real entre las necesidades de los componentes de la pareja más que un simple malentendido. Por ejemplo, muy a menudo la parte más masculina de la pareja quiere «espacio» y «libertad» en la relación, y el miembro más femenino quiere más «cercanía» y «pasar tiempo en intimidad». ¿Qué puede hacerse en una situación así? ¿Es el compromiso al 50-50 la mejor solución?

Para lo masculino, la prioridad en la vida es la misión, la búsqueda o el deseo de libertad. Para lo femenino, la prioridad en la vida es el flujo de sentimiento o el deseo de más amor. «Hablando las cosas» en la intimidad, lo masculino siempre intenta alcanzar el objetivo de la libertad. A lo masculino le gusta resolver problemas y, así, interpreta cualquier expresión emocional negativa de lo femenino como un problema que hay que solucionar (o algo que hay que «arreglar») para poder relajarse y disfrutar de la relación. Lo femenino, por su parte, desea sentir el contacto con el flujo de amor. En la «conversación íntima», lo femenino no trata tanto de arreglar algo o de esforzarse por conseguir algún objetivo futuro, sino que tiene la esperanza de establecer un contacto íntimo e intercambiar verdaderos sentimientos con la pareja.

Así, el miembro más masculino de la pareja siempre «habla» para resolver algún problema, y el más femenino siempre «habla» para crear un contacto más profundo, para conectar y permitir un mayor flujo de sentimientos entre ambos. Por eso, «hablar las cosas» puede ser una buena manera de resolver las dificultades íntimas, aunque no es la panacea. Si ambos miembros de la pareja son sexualmente neutrales, «hablar las cosas» funciona bien. Pero si uno es más masculino y el otro más femenino, en realidad están hablando por motivos diferentes, y por tanto se sentirán satisfechos con resultados diferentes. La persona más masculina se relajará cuando el problema se haya «resuelto». La persona más femenina se relajará cuando sienta un intenso flujo de amor.

En las relaciones de dependencia se produce una restricción mutua del recurso que sea (económico, afectivo, etc.) con el fin de conseguir el objetivo. En las relaciones 50-50 hablas con la esperanza de alcanzar un acuerdo, para así poder conseguir parte de lo que quieres. En la práctica de la íntima comunión, sin embargo, te das cuenta que, independientemente de lo que digáis cada uno, ambos queréis lo mismo, pero de formas diferentes. La persona más femenina quiere sentir el flujo de amor. La persona más masculina quiere sentirse libre de problemas. El amor y la libertad son expresiones del mismo sentimiento simple e ilimitado; bajando tus defensas y descansando en la simplicidad de la conciencia-sentimiento abierta eres amor y eres libre.

Así, en la íntima comunión *empiezas* por relajarte en la comunión amorosa con tu pareja. Te mantienes plenamente presente con tu pareja, sintiendo cualquier impulso de alejarte o cerrarte que pueda surgir, y ambos os miráis directamente a los ojos. Contrarrestas cualquier tendencia de tu corazón a contraerse dejando conscientemente que esa sensación de contracción tome cuerpo, y también practicando activamente la unión con tu pareja en lugar de contraerte y separarte activamente de él o ella.

Con el tiempo, aprendes a estar presente y a mantenerte abierto y amoroso con tu pareja, aunque estéis muy en desacuerdo uno con el otro. En un momento activo de íntima comunión ocurre algo mágico: el miembro femenino de la pareja siente el flujo de amor y el masculino siente que no hay problema. Mediante la intensa unidad y la apertura que genera la íntima comunión, la persona femenina permanece relajada en el sentimiento de amor, y la masculina permanece relajada en la libertad de la conciencia abierta, ajena a cualquier sensación «problemática». Los practicantes simplemente están presentes uno ante el otro, abiertos y sintiendo.

En cualquier relación íntima en la que participen una persona más masculina y otra más femenina, *siempre* habrá deseos opuestos. El componente masculino querrá ser libre de llevar a cabo su misión. El femenino querrá más tiempo de una relación de calidad, más flujo de sentimiento profundo. La persona masculina probablemente deseará tener una oportunidad de vivir la sexualidad polígama. La persona femenina probablemente deseará encuentros más profundos y satisfactorios de sexualidad monógama. La persona más masculina se sentirá herida cuando su dirección o propósito sean criticados. La persona más femenina se sentirá herida cuando su belleza o su irradiación sean criticadas. Existen muchas, muchas diferencias entre las necesidades y deseos de lo masculino y de lo femenino, y todos ellos pueden ser fuente de oposición entre los miembros de la pareja. Los conflictos y desacuerdos parecen no tener fin.

En una relación de dependencia, los participantes suelen pasar por fases de luchas dolorosas y reconciliaciones apasionadas.

En las relaciones al 50-50, los participantes intentan conseguir en todo momento una comunicación mejor para poder resolver sus diferencias y alcanzar un acuerdo de compromiso. Pero en la práctica de la íntima comunión los participantes se dan cuenta de que mientras uno sea más masculino y el otro más femenino, sus diferencias no acabarán nunca. De hecho, tienen conciencia clara de que precisamente esa es la fuente de su polaridad sexual, de sus diferencias.

Entonces aceptan el hecho de que, como manifestación de las fuerzas universales polarizadas, siempre estarán en oposición creativa uno con otro, como dos planetas que se mantienen en órbita por la conjunción de la fuerza de la gravedad y de la fuerza centrífuga: la gravedad trata de juntarlos mientras la fuerza centrífuga de su movimiento independiente trata de mantenerlos separados, y el resultado es un emparejamiento continuo, sostenido por la tensión de fuerzas opuestas.

En medio de estos deseos y tendencias opuestos, la íntima comunión requiere que los componentes de la pareja practiquen y mantengan una relación directa. Esta es la práctica del amor. Cuando surgen las diferencias, cada miembro de la pareja relaja el cuerpo, permite que se haga la respiración completa y se deja sentir los viejos hábitos de cerrazón emocional y de íntima comunión con la pareja. Cada participante se dedica a *practicar.* Su relación se basa en un compromiso con la práctica de la íntima comunión, no con los viejos juegos infantiles de retener o los nuevos juegos para adultos de comunicación y concesión. La íntima comunión consiste en relajarse en y como el amor mismo, en el momento presente.

Cuando los componentes de la pareja ya están relajados en íntima comunión, pueden dedicarse a resolver los detalles de su vida juntos. Esta es una cuestión de creatividad y es única para cada persona y relación. Cómo elijáis vivir vuestras vidas, juntos y por separado, es totalmente una cuestión de investigación creativa y de experimentación continuada. Si practicáis la íntima comunión durante esta experimentación, ya estáis obteniendo lo que realmente queréis en la relación, independientemente de los detalles de vuestras vidas. Lo femenino ya está consiguiendo el pleno flujo de amor. Lo masculino ya está disfrutando la libertad de una conciencia libre de problemas. Sobre esta base de amor y conciencia libre, que debe practicarse momento a momento, los participantes se entregan al juego creativo de esculpir su estilo de vida compartido.

En íntima comunión, lo masculino practica la realización de su verdadera naturaleza como conciencia libre y lo femenino practica la realización de su verdadera conciencia como amor ilimitado. Juntos, toman conciencia de que aunque sus vidas pueden parecer diferentes, su práctica es la misma: la realización momento a momento de un amor que no está amenazado por el rechazo, y de una libertad que no está limitada por el miedo o la pérdida. Juntos practican momento a momento esta realización del amor libre, de la conciencia abierta que *es* amor. En la plenitud de la íntima comunión, lo masculino y lo femenino disfrutan de la misma realización última, aunque su recorrido por las etapas pueda parecer muy diferente.

EL AMOR FLUYE CUANDO LO DAS

Aunque el amor es algo que frecuentemente intentamos *conseguir* de nuestra pareja, en realidad cuando más amor sentimos es cuando lo *damos*.

¿Es tu pareja íntima la fuente de amor en tu vida? Probablemente, si tu pareja muriera, pasarías por un periodo de duelo y, más adelante, acabarías encontrando otra persona a la que amar. Aunque esta persona sería diferente de tu pareja anterior y la textura de la relación también sería diferente, el amor sería el mismo. El amor es amor. O bien amamos, o bien no amamos. Podemos amar a cualquier persona con la que estemos dispuestos a abrirnos, sentir, bajar la guardia y entrar en íntima comunión.

No conseguimos amor de otro, como si esa persona fuera la fuente única y preciosa que llenara nuestro corazón. Estamos abiertos a amar o no lo estamos. A menudo nos comportamos como si necesitáramos una excusa para amar, como si necesitáramos una persona especial o cierta conducta por parte de nuestra pareja, pero podríamos simplemente abrir nuestros corazones y amar ahora mismo. Podemos practicar el amor en este momento, aunque estemos solos, del mismo modo que podemos practicar el amor en pareja. No tenemos que esperar que nos llegue una pareja mejor, o un postre de chocolate, para poder relajarnos en la dulzura del amor en este momento. Podemos practicar el amor relajándonos, respirando plenamente, bajando la guardia, dejándonos sentir el cuerpo y participando plenamente en todas nuestras relaciones. Podemos aprender a amar tanto si nuestra experiencia actual es dolorosa como si es placentera.

Cuando no amamos, nos cerramos al pleno flujo de la vida y nos sentimos vacíos. Entonces tratamos de llenar el vacío que sentimos con una u otra fuente de plenitud potencial. Pero no funciona. Este vacío no puede ser llenado porque en realidad no es un espacio vacío; más bien es algo que estamos haciendo. En realidad este vacío está siendo creado, momento a momento, por nuestra *práctica* del desamor, por nuestros actos de cerrazón, tensión y separación.

Sin embargo, cuando dejamos de separarnos de la vida, cuando flexibilizamos nuestros límites y nos permitimos abrirnos al amor, descubrimos que ya estamos llenos. No estamos separados, sino profundamente conectados, llenos de energía y del flujo de vida. Por más difícil que parezca, siempre somos capaces de practicar el amor: de relajarnos, respirar y sentir.

En realidad no hay ninguna distancia entre nosotros y la plenitud del amor. Si estamos dispuestos a abrirnos y a *sentir* ahora mismo, entonces *somos* amor. Es esta práctica del sentimiento, esta práctica del amor, la que nos lleva de la relación al 50-50 a la íntima comunión. No tenemos que esperar a nada ni a nadie, siempre que nos acordemos de amar en este momento.

SUS «QUEJAS» EN REALIDAD SON REGALOS

Al principio de mi relación con Ofelia, como muchos hombres, no podía entender por qué siempre parecía estar quejándose de nuestra relación de una manera u otra. Y Ofelia no podía entender por qué yo parecía «amar mi trabajo más que a ella». Solo después de años de observar una y otra vez los mismos patrones empecé a ver que estas tendencias de las esencias masculina y femenina en realidad son dones, siempre que sean comprendidos adecuadamente.

La esencia sexual femenina es agudamente sensible al flujo de amor en la relación. Observé por propia experiencia que Ofelia solía ser la primera en darse cuenta de que algo fallaba en nuestra relación. De hecho, a medida que crecía mi aceptación de su don, comprobé que las expresiones de su rostro solían ser reflejos directos, momento a momento, de lo distraído o amoroso que yo me mostraba con ella. De modo que aprendí a confiar en su sensibilidad al flujo del amor más que en la mía. Después de todo, ella estaba más familiarizada que yo con esta dimensión.

También había momentos en los que Ofelia simplemente estaba enredada en sus entramados emocionales. Por tanto, junto con mi confianza en su sensibilidad, desarrollé cierta capacidad de leer cuándo estaba envuelta en sus construcciones emocionales y cuándo interpretaba con precisión el flujo de nuestro amor, generalmente de manera más exacta y responsable que yo.

Si yo estaba en un momento de dependencia característico de la primera etapa, esperando que ella me llenara, entonces me limitaba a esperar a que dejara de quejarse de nuestra relación.

Desde el punto de vista de la primera etapa, sus quejas parecían ser completamente un problema *suyo*.

Si yo estaba en un momento de la segunda etapa, asumiendo mi independencia y la igualdad, entonces intentaba hablar con Ofelia de cómo se sentía, tratando de llegar al fondo del asunto. Dedicábamos tiempo a compartir nuestros sentimientos, nuestros pensamientos, nuestros deseos, para poder entender por qué nos sentíamos insatisfechos con lo que recibíamos uno del otro.

También nos dábamos cuenta de nuestra responsabilidad personal en nuestra propia felicidad, y teníamos cuidado de no depender uno de otro para sentirnos felices. En estos momentos de la segunda etapa, nos ayudábamos mutuamente a crecer, pero también teníamos cuidado de mantener nuestros límites al más puro estilo 50-50. Ella tenía que vivir su vida y yo la mía, aunque compartiéramos una relación.

Pero a medida que pasaron los años, vi una y otra vez que la esencia sexual femenina de Ofelia tenía un don especial: tenía una sensibilidad particular de la que yo carecía. Así, aprendí a honrar y recibir este don suyo, aprendí a confiar en su sensibilidad al flujo de amor. Después de todo, si era completamente honesto, tenía que admitir que la mayoría de las veces me importaba más adónde íbamos que cómo estábamos queriéndonos en este momento.

Con el tiempo, aprendí a confiar en sus respuestas en la relación y a aprender de ellas, momento a momento. Ofelia era un recordatorio especialmente adecuado para hacerme estar plenamente presente en la relación. Así, en la práctica de la íntima comunión, yo recibí la sensibilidad relacional de Ofelia como un don que me ayudaba a despertar, como un recordatorio de mi más elevado propósito y de mi don más elevado: la capacidad de amar.

El compromiso masculino con el amor y el matrimonio

Para lo femenino, el matrimonio o una relación íntima comprometida es un terreno fértil que ofrece una base firme para hacer crecer el amor. Para lo femenino, el verdadero matrimonio *es* amor. Y como el amor es el principal deseo de lo femenino, Ella busca una relación íntima o un matrimonio verdadero y amoroso. Pero esto no es válido para lo masculino. El principal deseo de lo masculino es el de libertad. Por tanto, cualquier hombre o mujer que esté en un momento masculino se resistirá a las restricciones que el matrimonio parece imponer. Así, si queremos practicar la íntima comunión, es muy importante que ambos comprendamos la relación de lo masculino con el amor etapa tras etapa.

En la primera etapa, lo masculino ve el matrimonio como un mal inevitable. Algo de lo que se podría prescindir. Muchas fiestas de solteros están llenas de frases como: «Casarse es estar encadenado a una bola de hierro y tirar la llave». Así es como lo masculino de la primera etapa contempla el matrimonio, aunque esté profundamente enamorado de su pareja. El matrimonio se considera una pérdida voluntaria de libertad, y por eso el padrino tiene que estar allí asegurándose de que el novio se presente.

Lo masculino de la segunda etapa hace los preparativos necesarios para que el matrimonio no suponga una pérdida de libertad. El matrimonio abierto, «simplemente vivir juntos», la relación 50-50 con dos cuentas bancarias separadas y una tercera compartida... Todo esto son inventos de lo masculino de la segunda etapa, tanto en hombres como en mujeres. «¿Por qué arriesgarse a la restricción cuando puedo estar en relación y conservar mi libertad?». Esta es la voz de lo masculino en la segunda etapa.

Mientras que lo masculino de la primera etapa se resigna a ser encadenado en nombre del sexo, el amor y la familia, lo masculino de la segunda etapa trata de preparar una vía de «salida» por si acaso. Esta vía de salida puede tomar la forma de un contrato prenupcial o de un simple acuerdo verbal de que «aunque vivimos juntos y nos queremos en una relación al 50-50, yo tengo mi vida y tú tienes la tuya».

Mientras que la apuesta familiar y económica que se hace en una relación de dependencia es bastante alta, las reglas de la relación 50-50 se acuerdan teniendo en cuenta la seguridad y un bajo nivel de riesgo. La inversión principal se realiza con gran cuidado y sin «apresurarse a hacer algo que después los dos lamentaremos». Lo masculino de la segunda etapa es muy hábil en la protección de su libertad mediante la ausencia de compromiso, en nombre de la igualdad y de una independencia saludable.

Cualquier hombre o mujer con un aspecto masculino altamente desarrollado será especialmente cuidadoso a la hora de entrar en un compromiso íntimo a largo plazo. La amenaza del posible constreñimiento es demasiado grande. «Tal vez no pueda vivir mi vida como quiero vivirla». De modo que lo masculino de la segunda etapa, en el hombre o en la mujer, siempre se muestra reacio a comprometerse. Él no quiere arriesgar su importantísima libertad: económica, creativa o espiritual. Él quiere ser capaz de hacer lo que quiera y cuando quiera sin sentirse atado.

En el tránsito de la segunda a la tercera etapa se produce un gran cambio en lo masculino. Se pasa de querer la libertad a aprender a *ser* libre, momento a momento, lo que le permite convertirse en un don de libertad para las vidas de los demás. Lo masculino de la segunda etapa hace todo lo posible por preservar su libertad, pero lo masculino de la tercera etapa es una demostración natural de libertad en todas las situaciones y, por tanto, un don de libertad para los demás y para el mundo. Paradójicamente, esta demostración de libertad siempre se produce en un contexto de limitación.

Recuerdo el día en que decidí pedir a Ofelia que se casara conmigo, que entrara en un compromiso formal de práctica de la íntima comunión. Ya llevábamos varios años viviendo juntos. La quería y esperaba pasar con ella el resto de mi vida. Pero cuando llegó el momento de pedirle que se casara conmigo, creí morir.

Aquella tarde estábamos sentados en una pequeña mesa de nuestra cafetería favorita, y yo había pedido una botella de vino para la ocasión. Nos estábamos mirando a los ojos, sonriendo, y tuve la sensación de que Ofelia sentía lo que iba a ocurrir. Llené las dos copas de vino y a continuación levanté la mía para hacer la propuesta. Pero cuando intenté hablar, no salió ningún sonido de mi boca.

Me bebí la copa de vino rápidamente y me serví otra mientras Ofelia observaba atónita. Volví a intentarlo y volví a fracasar. Después, cuando Ofelia rememoró el incidente, me dijo que parecía que me estaba ahogando. Las palabras se resistían a salir de mi boca. Bebí la segunda copa de vino y me serví una tercera. Seguí así hasta acabar la botella.

Finalmente, me estiré hasta el otro lado de la mesa y me bebí lo que quedaba en la copa de Ofelia. Con lubricación suficiente, finalmente las palabras empezaron a fluir, junto con algunas lágrimas. Ofelia también estaba llorando, aunque no sé muy bien si de pena o de felicidad. Aceptó mi propuesta, pero lo que más recordamos de aquella tarde es lo difícil que me resultó dar ese último paso.

Cuando cuento esta historia en mis cursos, la mayoría de los hombres y muchas mujeres entienden y simpatizan con mi dificultad. El mayor deseo de lo masculino es el deseo de libertad, y su mayor miedo es sentirse constreñido. Aunque amaba a Ofelia sin la menor duda, mi esencia sexual masculina seguía sintiendo que el matrimonio formal era una posible limitación de mi libertad, una reducción de las posibilidades, y por eso tenía resistencias a entrar en tal acuerdo.

Lo masculino siempre quiere mantener abiertas tantas posibilidades como pueda. De hecho, se han entablado muchas guerras en nombre de la libertad, en un esfuerzo por no dejarse constreñir por una ideología política. Y ciertamente el matrimonio es una fuerza tan tangible en la vida de una persona como una fuerza política. Por eso es comprensible —teniendo en cuenta que lo masculino está dispuesto a sacrificar su vida por su libertad ideológica— que yo tuviera que beber suficiente vino para renunciar a la libertad de mi soltería.

En la práctica de la íntima comunión, lo masculino sabe que ser libre es ser capaz de mantenerse abierto al amor en medio de los altibajos. Y por eso practica este amor, esta libertad del corazón, aunque se sienta crucificado por las limitaciones de la vida. Su corazón se mantiene abierto al infinito aunque su vida esté llena de restricciones necesarias. Esta práctica de la libertad intrépida, o del amor, es la misión del hombre de la tercera etapa.

Además, en la práctica de la íntima comunión, el hombre de la tercera etapa está dispuesto a practicar el amor aun sabiendo que perderá inevitablemente todo lo que ama. En último término, se da cuenta de que el amor es la única práctica que trasciende la aparición y la desaparición de todas las personas y cosas. Cuando su práctica del amor es suficiente, cuando lo masculino no se siente constreñido en la relación ni en el mundo, entonces es absolutamente libre: audaz.

En la práctica de la íntima comunión, lo masculino se compromete a casarse sabiendo que la libertad última reside en el amor osado y perfecto, y que el matrimonio es la manera ideal de practicar ese amor. Paradójicamente, comprometiéndose a practicar el amor de manera limitada, lo masculino alcanza la libertad.

Esta es la práctica de la íntima comunión momento a momento: practicas dando amor, aunque tengas miedo del desamor, aunque tengas miedo a la pérdida y aunque te sientas herido. Así, te das cuenta de que siempre eres capaz de amar y de que siempre vas a ser libre, como la fuerza del amor. Pero esta toma de conciencia exige mucha práctica. El compromiso matrimonial en íntima comunión es un compromiso con la práctica del amor momento a momento, y por tanto con la realización de la libertad.

Como lo masculino está intrínsecamente comprometido con la libertad, también está paradójicamente comprometido con el matrimonio, siempre que se dé cuenta de que la libertad reside en la práctica del amor momento a momento. La íntima comunión radica en comprometerse con la práctica del amor. No es un compromiso con la familia, con el sexo, con el apoyo económico o con la creación de una buena vida juntos, aunque un matrimonio basado en la íntima comunión puede ciertamente incluir cualquiera de estas cosas o todas ellas. Un compromiso con una relación de íntima comunión es, ni nada más ni nada menos, un compromiso con la práctica del amor y, por tanto, con la realización de la libertad perfecta, que es el deseo último de lo masculino.

12

Abrazar el tabú

AMARLA HASTA HACERLA TRIZAS

Durante muchos años tuve miedo de hacer el amor con Ofelia tal como quería. Sin embargo, tenía fantasías de someter a una mujer con mi amor, arrebatándola apasionadamente, salvajemente, sin contenerme. Quería follar a Ofelia hasta hacerla trizas, pero como tenía miedo de expresar mis verdaderos deseos acabé siendo un amante delicado y sensible. Ofelia nunca se quejó de esto; parecía gustarle nuestra manera de hacer el amor. Pero, secretamente, en mi vida de fantasía, me imaginaba amando a una mujer salvaje, apasionada y agresivamente, mientras ella disfrutaba de mi manera de hacer y sentir.

Nunca le hablé de estas fantasías mías. Pensé que la mayoría de los hombres las compartían, puesto que es un tema popular en las películas y en las novelas. Y también pensaba que las mujeres debían de tener fantasías similares, ya que las series de la televisión y las novelas románticas están llenas de escenas en las que un hombre expresa apasionadamente su amor y su deseo a una mujer que, después de cierta resistencia inicial, se siente abrumada por su amor y se desmaya en su abrazo. Pero yo seguía con mi conflicto interno.

Una noche, Ofelia y yo estábamos en la cama haciendo el amor. Nos mostrábamos tiernos y felices, pero de repente me di cuenta de que una parte de mí quería amarla de una manera mucho más apasionada y «agresiva». Tomé conciencia, sin apenas pensar en ello, de que era ridículo estar conteniéndome de amar a mi pareja íntima tal como realmente deseaba. De modo que me sacudí mis inhibiciones.

Empecé a amarla enérgicamente, apasionadamente, incluso agresivamente, y una parte de mí quería que Ofelia se quejara de que estaba siendo demasiado rudo e insensible. Pero no se quejó; de hecho, Ofelia se abrió todavía más, se retorció, me abrazó y me atrajo más cerca de ella. Imploró más y le encantó recibir mi intensa pasión masculina, y a mí me encantó ser recibido. Ambos nos relajamos en una parte más profunda, amplia, espontánea y salvaje de nuestra esencia sexual. Nuestros coitos y nuestra relación en general nunca han sido los mismos desde entonces.

La energía masculina no es ni buena ni mala; lo importante es cómo se usa. Mi deseo de hacer el amor con Ofelia enérgica y apasionadamente fue una expresión de mi amor masculino. Si hubiese abordado a Ofelia enérgica y apasionadamente pero sin amor, si hubiera intentado controlarla y reprimirla en función de mis necesidades sin tenerla en cuenta, mi energía masculina habría sido percibida como una violación.

Sin embargo, si la abrazo plenamente, si mi amor abre su corazón y mi pasión por ella me mueve a amarla de manera enérgica y poderosa, ella experimenta mi amor real en la fogosidad de mi pasión. Ella confía en mí, se abre a ser arrebatada y lo disfruta plenamente en lugar de sentir que está siendo violada.

NUESTRO IMPULSO BÁSICO ES RELAJARNOS EN LA FELICIDAD

Para entender la plena expresión de nuestra esencia sexual, antes debemos entender nuestro impulso básico. Debemos entender que el impulso básico de nuestra vida es relajarnos en la felicidad. Lo masculino en cada uno de nosotros busca más libertad con la esperanza de alcanzar la felicidad: «Si tuviera más dinero, sería más libre de relajarme y disfrutar de la vida». Lo femenino en cada uno de nosotros busca más amor con la esperanza de sentir felicidad. «Si mi vida íntima estuviera más viva, me sentiría más feliz». Esta búsqueda del amor y de la libertad sigue estructurando nuestras vidas cotidianas a medida que evolucionamos por las etapas de la relación íntima: dependencia, 50-50 e íntima comunión.

En la relación de dependencia, los hombres y las mujeres suelen pelearse y discutir por asuntos relacionados con el poder y el control, especialmente en las áreas económica y sexual. En la primera etapa de dependencia, tenemos necesidad de adquirir más dinero, sexo o afecto. En un momento así, creemos que estas cosas nos harán felices. En el caso típico, en una relación de dependencia, las mujeres dependen del dinero de los hombres, los hombres dependen de que las mujeres les den sexo, y ambos dependen mutuamente de la capacidad del otro para proporcionar afecto, seguridad y atenciones, y para criar a los niños.

De manera natural, a medida que aprendemos a sostenernos por nosotros mismos y creamos fronteras sanas en nuestra vida, pasamos de las necesidades de la primera etapa a las de la segunda. En una relación al 50-50, hombres y mujeres llevan vidas relativamente independientes, en lugar de que la dependencia se convierta en el motor de la misma; participan en una relación 50-50, fundamentada en la idea de dividir las responsabilidades al 50 por ciento, como si de un acuerdo comercial se tratara.

Aunque la relación 50-50 hace hincapié en la comunicación y la equidad, a menudo carece de pasión sexual y de una profunda satisfacción emocional. ¿Por qué? Porque en el esfuerzo por alcanzar un estricto 50-50, los hombres y las mujeres suelen negarse la plena expresión de su verdadera esencia sexual. Por ejemplo, tienen miedo de arrebatar apasionadamente a su pareja con su amor y tienen miedo de su deseo de ser arrebatados apasionadamente, de verse abrumados por el amor. Tienen miedo de que si bajan la guardia y se entregan apasionadamente a su pareja, podrían perder sus límites, su independencia y la igualdad al 50-50 que tanto les ha costado conseguir.

Pero el impulso básico de la vida continúa moviéndolos. Si son honestos, finalmente admitirán ante sí mismos que, en lo más profundo de su corazón, no están satisfechos. Por mucho dinero que tengan, no se sienten libres de su necesidad de buscar más. Por muy buena que parezca su relación en comparación con las de sus amigos, siguen sintiéndose incompletos y anhelan un compartir sexual, emocional y espiritual más profundo.

Y así, este impulso básico de crecer en la felicidad, esta insatisfacción básica con lo que tenemos, mueve a los hombres y a las mujeres hacia la plena expresión de su esencia sexual. Lo masculino no está satisfecho con una libertad económica relativa; quiere algo más, pero no está seguro de qué es. Lo femenino no está satisfecho con una satisfacción emocional relativa; anhela una satisfacción más profunda, pero no está seguro de cómo conseguirla. En este punto, tanto lo masculino como lo femenino están preparados para pasar de la relación 50-50 a la íntima comunión.

Los hombres y mujeres crecen hasta la tercera etapa de íntima comunión sacrificando todos sus deseos al impulso básico de su vida: el deseo de relajarse en la felicidad, en el amor y en la libertad. Cuando estamos dispuestos a sacrificar nuestro falso sentido de seguridad, cuando estamos dispuestos a rendir nuestros motivos menores al impulso fundamental que siempre nos ha movido, nuestra energía y atención se alinean con el anhelo más profundo de nuestro corazón.

Cuando dejas de mirar atrás o adelante en el tiempo en busca de más libertad o de más amor, puedes empezar a relajarte en quien eres, ahora mismo, en tu «Ser» mismo. Esta capacidad de relajarse directamente en el corazón del Ser, en lugar de intentar conseguir amor y libertad o de mejorarse, es la principal práctica que hemos de cultivar en la íntima comunión.

Desviaciones del corazón masculino

Te guste o no, estás obligado por la fuerza de tu Ser a evolucionar de la oscuridad a la luz, de la contracción a la apertura. Estás obligado a amar, a ser libre y a ser feliz no por algún dictado moral, sino porque el simple hecho de ser es, en sí mismo, amoroso, libre y feliz. Esta es tu naturaleza, como todos descubrimos cuando nos permitimos relajarnos en lo que realmente somos.

Como eres de la naturaleza del Ser Divino, y como tú mismo *eres* el Ser Divino, también eres intrínsecamente amoroso, libre y feliz. Sin embargo, tendemos a desviarnos de nuestra verdadera naturaleza, y por eso sufrimos la pérdida temporal de nuestra disposición natural.

Cuando no nos sentimos felices, libres y amorosos, empezamos a buscar. La dirección de nuestra búsqueda —hacia un mayor poder o creatividad, más dinero o mejor sexo— siempre es una desviación de la realización directa de nuestro verdadero Ser.

Mientras que lo femenino tiende a desviarse buscando más amor, lo masculino tiende a desviarse buscando más libertad, liberación o incluso estados «como de muerte», de quietud libre de tensiones.

Por ejemplo, muchos hombres experimentan el orgasmo como una aproximación a ese sentimiento de libertad, liberación y quietud libre de tensiones. Sienten el orgasmo como una pequeña muerte.

Una desviación muy común entre los hombres, por tanto, es la de hacerse adictos al orgasmo. Es decir, en lugar de seguir su impulso básico hasta el final y alcanzar la verdadera libertad —a la que en muchas tradiciones se le llama la muerte del ego—, muchos hombres se conforman con la repetición de la pequeña muerte del orgasmo. El orgasmo (o la televisión o la cerveza) es el método que eligen para liberarse de su sensación de constreñimiento. Aún no han despertado a la absoluta libertad de su verdadera naturaleza, aún no se han relajado profundamente en la vasta apertura de su verdadero Ser. En cambio, repiten su método habitual de conseguir una liberación temporal y relativamente superficial.

Todos los hombres (y mujeres) con una esencia sexual masculina contemplan diversas formas de liberación. Sin embargo, es posible que desconozcan su plena expresión en la realización de su verdadero Ser. Pueden desviarse hacia otras formas de liberación, como involucrarse en formas reales o fantasiosas de guerra y asesinato, golpear a su esposa, tener un orgasmo, beber cerveza, ver la televisión, saltar en paracaídas, ganar dinero o estudiar filosofía. Puede que estos sean los únicos modos que conocen de aproximar su impulso masculino a la auténtica autodisolución en la libertad del Ser. Todos ellos son maneras de buscar liberación del constreñimiento causado por otros, por su vida o por ellos mismos.

Lo masculino de la primera etapa tiende a desviarse hacia formas ritualizadas de guerra, como la violencia pandillera, el fútbol y el boxeo, el maltrato a la esposa y a exponerse a situaciones en que su propia vida está amenazada, bien de manera real o a través de imágenes de la gran o de la pequeña pantalla. Lo masculino de la segunda etapa tiende a desviarse de la verdadera libertad y felicidad en busca de un intercambio sexual más satisfactorio, respuestas filosóficas cada vez más profundas, relaciones con una comunicación cada vez mejor. A lo masculino de la segunda etapa le encanta perderse —muriendo a la conciencia de sí mismo— en una conversación, en la buena música o en un buen libro.

Debemos darnos cuenta de que no hay nada de malo en el deseo masculino de «muerte» y liberación, en y por sí mismo. Sin embargo, es nuestra obligación asociar este deseo con el verdadero motivo de nuestro corazón, con nuestro deseo de libertad más profundo, el amor o la felicidad inherentes a nuestro ser. Ciertamente es más amoroso, liberador y feliz alcanzar el orgasmo que soltar nuestro enfado sobre alguien. Pero aún es más amoroso, libre y feliz «morir» directamente en nuestra verdadera naturaleza, abandonar nuestra tensión esencial y relajarnos directamente en quienes somos. No obstante, para ello debes abandonar tus viejos hábitos de buscar, tus antiguas desviaciones.

¿Cómo dejar atrás el hábito de desviarnos? ¿Cómo superar nuestra obsesión con la violencia, el orgasmo y la filosofía? (Después de todo, la filosofía es un deseo de ser liberado por medio del conocimiento, en lugar del sexo o la violencia). Dejamos atrás nuestra desviación actual reconectando con nuestro impulso masculino fundamental de liberación, de libertad.

Lo masculino de la tercera etapa ha reconocido que sus deseos de violencia, orgasmo, creatividad y conocimiento son, en sí mismos, callejones sin salida. La paz mortecina que proporcionan no es duradera. Son desviaciones de su impulso original hacia la liberación perfecta, hacia la paz perfecta.

Finalmente, debemos admitir que el orgasmo no satisface este deseo por mucho tiempo. Cierto; después del orgasmo experimentamos una paz dichosa, la misma dicha de la que hablan los soldados, los atletas y los filósofos. Existen muchas maneras de aproximarse a la realización última de la muerte del ego, pero ninguna de ellas es definitiva.

Y esto es lo que debemos llegar a admitir: por muy satisfactoria que sea nuestra desviación, no nos sentimos perfectamente liberados en la felicidad de nuestro Ser. Más bien, nuestros anhelos vuelven a activarse rápidamente y nos sentimos encerrados en un ciclo de repetición de nuestra desviación, nuestra aproximación a la liberación «como de muerte» a través del sexo o la bebida, o perdiéndonos en la televisión o en películas, e incluso mediante la liberación que experimentamos en la creación artística o al comprender una teoría filosófica elegante. Ninguna de estas cosas nos trae el fin de nuestra búsqueda de liberación. Pero la verdadera muerte del ego sí que la trae.

Sabemos que hemos satisfecho verdaderamente el impulso primario de la esencia sexual masculina cuando dejamos de buscar la liberación, y no solo temporalmente. Cuando hemos conectado con nuestra verdadera naturaleza como seres conscientes, nuestro centro resuena con tal certeza que toda nuestra búsqueda de liberación (a través de la violencia, de las drogas, del sexo, del arte y del conocimiento) llega a su fin.

A través de un grácil incidente, de una experiencia visionaria o de la bendición de un profesor, lo masculino queda bautizado por la paz que reside en su corazón, la infinita apertura en la que cada momento surge, dura un tiempo y desaparece.

Lo masculino de la tercera etapa practica descansando en este continuo sacrificio de la experiencia, que siempre ocurre en el momento presente. Él relaja su esfuerzo, su búsqueda de la paz de la liberación, y la encuentra soltándose, «muriendo» en su verdadera naturaleza, que ya está libre de esfuerzos, ya está abierta, ya es dichosa.

En cualquier momento en que esta realización está activada, lo masculino se siente libre. A diferencia de las experiencias con drogas, violencia, orgasmo, creatividad y conocimiento, esta toma de conciencia no depende de recrear un estado mental o corporal, y sí de una toma de conciencia activa, momento a momento. Es decir, debe ser practicada. Este es el trabajo de lo masculino de la tercera etapa.

Puede que una y otra vez perdamos contacto con nuestra verdadera naturaleza y volvamos a buscar la liberación en algún estado corporal, mental o ambiental futuro. Podemos volver a caer en alguno de los patrones de desviación de la expresión masculina. Pero ahora, en la tercera etapa, sabemos que esta búsqueda es un callejón sin salida. Sabemos que lo que tenemos que hacer es reconectar directamente, en el momento presente, con el impulso primario de nuestro corazón.

Cuando reconectas con tu impulso primario, tu energía y atención se retiran del patrón desviado, y puedes relajarte en la verdadera contemplación de tu Ser, que es inherentemente libre, amoroso y feliz. En cualquier momento de esta práctica de la tercera etapa dejas de verter tu energía y atención sobre la desviación, sobre la aproximación a la liberación «como de muerte», y te centras en la realización singular de tu verdadero Ser. Esta es tu práctica diaria en íntima comunión.

Lo masculino crece en su práctica de la íntima comunión aprendiendo a relajarse en quien es, renunciando a la tensión de su yo en el corazón mismo de este momento consciente. Cuanto más se relaja en la naturaleza de su Ser, más sacrifica su tensión, su búsqueda. Finalmente, se rinde tan completamente a su verdadera naturaleza que se siente transparente en sus cualidades innatas. En su más plena realización, lo masculino *es* conciencia, cuya naturaleza es libertad. La libertad sentida después de ganar un partido de fútbol o una discusión palidece en comparación con la infinita libertad de la conciencia ilimitada. «Morir» en paz después del orgasmo o de un logro intelectual no se parece en nada a morir en la realización del Ser eterno.

En lugar de buscar en otra parte, lo masculino de la tercera etapa se relaja en el amor, en la libertad y en la felicidad, que están vivas como su verdadera naturaleza. Ha muerto a las desviaciones de su búsqueda. Se ha rendido a su verdadero yo, a su verdadero Ser, y descansa profundamente en eso que siempre ha estado buscando y a lo que ha intentado aproximarse mediante la violencia, el orgasmo, el dinero, la creatividad, la filosofía y otras formas de liberación. Ahora puede usar el sexo, el trabajo, el arte y la filosofía para expresar su verdadero Ser, en lugar de crear una imitación temporal y superficial del mismo.

Desviaciones del corazón femenino

Del mismo modo en que lo masculino en cada uno de nosotros busca la libertad perfecta por caminos cada vez más iluminados de morir a sí mismo, o de liberarse, lo femenino en cada uno de nosotros busca el perfecto amor a través de formas cada vez más iluminadas de rendirse. Lo femenino quiere abrirse y ser llenado con amor. Así, etapa tras etapa, lo femenino puede encontrarse rindiéndose y esperando ser llenado por parejas, familiares, comida, exhibiciones sensuales y causas sociales.

Cuando lo masculino ha liberado su ensimismamiento y lo femenino ha renunciado a su autoprotección, entonces es posible la íntima comunión. La comunión supone rendirse hasta la dimensión de unidad; es «desproteger» tu corazón y dar la bienvenida al libre flujo de amor, hasta que toda sensación de diferencia se funda y tu sentido de ser un yo separado desaparezca en la plenitud del amor. Como la verdadera muerte del ego masculino, la rendición femenina también es una forma de liberación, una manera de morir a la resistencia, una vía para ceder al amor, de modo que se abandona toda negativa en una rendición profunda al amor mismo. La íntima comunión para ambos, hombres y mujeres, es unidad con, en y como amor.

Lo femenino empieza buscando el amor rindiéndose a diversas personas y actividades. Ella se rinde a su familia, a su amante, a sus amigos, a su profesor, a sus propios deseos, a su profesión, o tal vez a una forma de terapia. Como no comprende el impulso primario de su corazón, lo femenino tiende a desviarse de la satisfacción verdadera y última —completa rendición corporal a la plena comunión en el amor— rindiéndose a personas y actividades muy insatisfactorias.

En la primera etapa, lo femenino podría incluso tener la esperanza de llenarse de amor claudicando ante el abuso. Charlene era una cliente que venía a una sesión semanal, y cada vez me contaba que su amante le gritaba durante horas, la criticaba y menospreciaba, e incluso llegaba a pegarle, abofeteándola y haciéndole volar de lado a lado de la habitación. A las pocas horas o días, él pedía perdón y hacían el amor apasionadamente. Entonces todo se arreglaba durante un tiempo, y seguidamente el ciclo de abuso, violencia y reconciliación volvía a empezar.

He tratado profesionalmente a tantas mujeres que permanecen en relaciones abusivas como a hombres que siguen mostrándose iracundos y violentos. Aparte del miedo codependiente a perder a la pareja, estos hombres y mujeres experimentan una forma de satisfacción desviada en estos ciclos de abuso y sexo apasionado. Él continúa liberándose a través de sus ataques de violencia y orgasmo, y ella continúa rindiéndose a la intensa presencia de su dominación física y de su agresión sexual. Aunque es posible que se sientan culpables, heridos y confusos, una parte de ellos disfruta de este drama. Una parte de él se libera de tensiones por esta vía, y una parte de ella se siente abierta y colmada por el amor a través de la rendición.

Cuando miramos este tipo de desviación desde el punto de vista del impulso primario del corazón femenino, podemos considerarla una aproximación poco saludable al autosacrificio amoroso. Para lo femenino, cualquier forma de entrega a la fuerza masculina es una aproximación a la rendición. Aunque esto está muy lejos del dulce arrebato amoroso de la íntima comunión perfecta con una pareja, sigue siendo una manera de rendirse a otro con la esperanza de sentirse lleno, como también lo es criar una familia, abrirse sexualmente a un amante o dedicar tiempo y energía a una causa social. En cada caso, Ella espera ser llenada por el amor rindiendo su sentido de identidad a otra cosa. En el caso de una mujer en una relación de dependencia como Charlene, esta «otra cosa» suele ser el control o la agresión de su hombre: recibir su atención iracunda le llena más que no recibir ninguna atención.

Si Charlene fuera capaz de reconectar con su impulso primario —el impulso de rendirse profundamente al amor mismo—, sería capaz de apartarse de la desviación en la que ha entrado. Dejaría de rendirse a la fuerza agresiva de su hombre iracundo, retomaría su energía y seguiría su impulso primario de dar y recibir verdadero amor cada vez más profundamente.

A medida que Charlene dependa menos de su relación abusiva, crecerá de manera natural hacia la relación 50-50. Cuando al fin sea capaz de alzarse independiente y libre de su relación abusiva, probablemente experimentará una extraña sensación de pérdida. Intelectualmente sabe que es mejor salir de su relación abusiva, pero emocionalmente siente que le falta algo. De manera extraña, de un modo que tal vez no quiera admitir ni ante sí misma, echa de menos el sentimiento de plenitud que su antigua relación le proporcionaba: echa de menos esa sensación de rendición y amor que al menos se aproximaba al verdadero deseo de su corazón. Ese era el amor más profundo que su corazón conocía.

Por supuesto que no debería volver a su relación de dependencia abusiva; eso sería dar un paso atrás. Pero tampoco debería mantenerse constantemente en guardia contra la rendición, puesto que el único modo de satisfacer su deseo esencial es perder su resistencia temerosa y dejarse inundar por el amor. Más bien debería integrarse equilibrando su masculinidad y su feminidad internas, y fortalecerse saliendo de la relación de dependencia y yendo hacia la relación 50-50, si es que opta por mantener una relación.

En una segunda etapa de equilibrio interno e integración, lo femenino es más independiente, fuerte y seguro que en la primera. Sin embargo, lo femenino de la segunda etapa tiene su propia manera de desviarse del impulso primario de su esencia sexual, el impulso de rendirse con todo el cuerpo a la fuerza dichosa, encantadora y abrumadora del amor real.

Muchas mujeres de la segunda etapa se desvían del impulso primario de su corazón para seguir el curso aparentemente más seguro de entregarse a una profesión o a un ideal social o espiritual. Saben que es mejor evitar entregarse a un hombre, puesto que ya han sufrido en una relación de dependencia y se han sentido heridas.

De modo que la mujer de la segunda etapa puede negarse completamente a rendirse en la relación íntima, manteniéndose separada y bien resguardada para el resto de su vida. O puede entregarse a medias, en una relación 50-50, y seguir buscando los placeres de una entrega mayor por otros medios menos arriesgados. Puede buscar la satisfacción entregándose a su profesión, a su terapia, a su causa social o a su arte creativo.

Por ejemplo, sería muy natural que, después de dejar su relación de dependencia, Charlene buscara la satisfacción perdiéndose en su profesión, yendo a un terapeuta o acudiendo a los encuentros semanales de un grupo de apoyo. Entonces no se rendiría a la ira de un hombre, sino a su programa profesional diario y a su trabajo de autointegración. Como mujer de la segunda etapa, tendería a desviarse de su impulso básico para intentar lograr la plenitud dedicándose a sí misma: a su trabajo, a su creatividad y a su crecimiento personal.

El mundo moderno está lleno de hombres y mujeres así: hombres y mujeres que dan vueltas en un callejón sin salida en el que entraron con la esperanza de alcanzar la realización. Lo masculino de la segunda etapa en cada uno de nosotros sigue buscando su manera de aproximarse a la sensación de liberación «parecida a la muerte» a través del sexo epicúreo, del conocimiento o de los logros creativos. Lo femenino de la segunda etapa en cada uno de nosotros da vueltas en torno a sus amistades, su profesión, sus creaciones artísticas y sus relaciones íntimas, como si algún día su corazón fuera a sentirse completamente satisfecho por estos medios. En esta búsqueda de la realización, Ella tiene cuidado de conservar su independencia, de preservar su terreno y, sobre todo, de no confiarse demasiado a una relación de pareja.

Si lo femenino de la segunda etapa se aferra a su posición de independencia demasiado tiempo, Ella sufrirá por la pérdida del amor emocional y sexual profundo. ¿Por qué? Porque el placer de sentirse arrebatado en el amor resulta inaccesible cuando uno se esfuerza denodadamente por mantenerse en su terreno. Finalmente, lo femenino de la segunda etapa se da cuenta de que, por más que lo intente, tanto si es dependiente como independiente, no consigue suficiente amor. Por más satisfecha que se sienta con su profesión y sus amistades, sigue sintiendo un vacío en su corazón que anhela ser llenado, una sensación de soledad que anhela ser atendida.

El reconocimiento de que nuestra obsesión de la segunda etapa con la profesión, la creatividad o la terapia supone un desvío nos permite reunificar nuestra energía y alinear nuestra vida con nuestro impulso básico: el impulso hacia la libertad ilimitada, el amor extático y la felicidad sin fronteras. Si tienes una esencia sexual femenina, tu impulso probablemente tendrá la textura del deseo de sentirte arrebatada por el amor, de rendirte al amor. Por tanto, en lugar de entregarte tanto a tu profesión, por ejemplo, debes aprender a tomar una parte de tu energía y dedicarla a rendirte directamente al amor: no a un amante, no a un terapeuta, no a tu propia creatividad, sino a la fuerza del amor mismo que late en tu corazón.

Introduciendo este cambio en tu manera de ofrecer tu energía, pasas de la segunda etapa y de la relación 50-50 a la práctica de la íntima comunión en la tercera etapa. Empiezas a encarnar verdaderamente el deseo de tu corazón, directamente en cada momento. Comprendes que te has desviado de tu impulso primario al cometer el error de asumir que te sentirías llena dando tu energía a tu familia, a tu amante, a una profesión o a una labor creativa. En la práctica de la íntima comunión, empiezas a dar tu energía a la expansión de tu corazón, directamente. Cada vez más, descansas en el verdadero conocimiento del amor.

SEXO Y MUERTE

Para lo masculino, la muerte y el sexo están intrínsecamente entrelazados; es decir, el sexo de calidad es «alucinante», disuelve el yo, es tan extático y amoroso que no queda ni rastro de contención. Los límites del yo se funden en el calor y la luz de un deseo transmutado en amor ilimitado. Es a esta extática pérdida del yo a lo que me refiero cuando digo que el sexo conlleva el deseo de morir: la muerte del yo en el éxtasis del amor. Esta rendición completa a la fuerza del amor radiante es mucho más dichosa que la espasmódica liberación de tensión fisiológica que brinda el orgasmo.

En la práctica de la íntima comunión, lo masculino aprende que el sexo puede ser un modo de rendir su sentido del yo al amor. Su corazón convierte la pasión sexual en amor penetrante y omnipresente, que resplandece fundiendo su sentido de identidad; es decir, elimina la diferencia entre el amante y el amado, borrándolos en la unidad, disolviéndolos en la dicha del amor abrumador.

Su pareja se disuelve en la rendición al amor, tal como Él se disuelve ofreciendo su cuerpo y su mente al vívido fuego del amor. El amor brilla por encima de su identidad humana, y él queda borrado en la fuerza del amor. Ambos participantes se abren más allá de sí mismos, en comunión con el amor omnipenetrante y con el flujo de la energía de vida que ha sido potenciada por su pasión. Esta es la más dulce y delicada de las muertes, en la que los amantes sonríen más allá de su piel y aman más allá de sus mentes.

En un momento 50-50, el hombre no está preparado para morir tan profundamente. Su desviación de la realización de su ser libre lo lleva hacia la liberación sensual compartida. Él quiere morir en brazos de la fragancia de su amante. Él quiere perderse en los ritmos corporales más que en comunión con la fuerza desnuda del amor. Su muerte es una muerte romántica que suspira ante un pezón erecto y unos labios húmedos, una muerte que lo lleva a entrar en sus sentidos más que una muerte más allá de toda sensación. El hombre 50-50 quiere morir en un placentero compartir con su pareja.

En la etapa de dependencia, el hombre no es consciente de la posibilidad de la verdadera comunión, ni siquiera de la posibilidad de compartir el placer. Su liberación implica la acumulación de tensión genital hasta que entra en los espasmos de la eyaculación y saborea la paz «en forma de muerte» que se produce. Los hombres de la primera etapa a menudo necesitan expresar algún gesto de violencia o ira antes de su liberación sexual. Solo conocen la muerte como una cesación de la vida, como un vaciarse después de la liberación espástica. Se sienten incómodos ante la vulnerabilidad derivada de compartir placer, pues no han sido iniciados al increíble, expansivo y dichoso amor de la comunión.

Un hombre de la primera etapa solo conoce la liberación a través del esfuerzo, a través del control o la sumisión. Y su sexualidad expresa este conocimiento. Está llena de lucha, de poder y de mantener el control, así como de la necesidad de experimentar la sumisión al control externo.

En la primera etapa, el hombre llega a la muerte sexual a través de la lucha, el miedo, el poder y la sumisión. En la segunda etapa, el hombre llega a la muerte sexual a través del compartir y del placer sensual. En la tercera etapa, el hombre llega a la muerte sexual rindiéndose, junto con su amante, a la comunión con el amor mismo, de modo que no quede separación, solo la intensidad de amor-luz intrínseca al sentimiento de Ser.

Lo masculino siempre busca la muerte a través del sexo. La diferencia está en que en la primera etapa lo hace a través del miedo y la tensión; en la segunda a través de la sensualidad y el compartir, y en la tercera a través del amor desinteresado que informa su deseo de disolución. Y es responsabilidad de lo masculino crecer y liberarse en el amor sin límites, la esencia de su verdadero Ser. Finalmente, Él aprende a relajarse en su verdadera naturaleza y a descansar en la libre expresión del amor que es. Entonces su expresión sexual podrá ser calmada o salvaje, receptiva o enérgica, pero Él siempre descansará en la apertura, expresando amor, libertad y felicidad natural en la serena confianza del verdadero Ser.

Rendirse al amor

El amor es consustancial a nuestro ser. Cuando estás enamorado de un hombre o de una mujer, el amor que sientes no viene de él o de ella; lo que sientes es el amor que fluye de tu corazón. Tu pareja simplemente te da una excusa para amar. Siempre encontrarás el amor fluyendo en tu corazón, no en tu familia, amante, profesión o actividad artística.

Puedes abrir tu corazón y sentir el flujo de amor en respuesta a cualquier persona, animal, objeto o actividad; pero a menos que tu corazón permanezca abierto, volverás a perder inevitablemente el sentimiento de amor y querrás más. Sufrirás la ilusión de que el amor viene a ti de otra persona a menos que aprendas a abrir tu corazón y a *ser* amor, relajando cualquier resistencia y rindiéndote a su flujo. Este es uno de los poderes de lo femenino en cada uno de nosotros: el de rendir la totalidad del cuerpo al radiante flujo del amor, de modo que todo el cuerpo irradie amor.

Conocemos el amor en este momento si abrimos nuestro corazón, relajamos nuestro cuerpo y respiramos amor, ahora. Cuando no nos cerramos ni nos tensamos (cuando no nos defendemos ni nos resistimos), nuestro corazón permanece abierto de manera natural. Y desde nuestro corazón abierto y desprotegido, el amor irradia naturalmente.

Al relajarnos en el placer de nuestro amor radiante, ya no necesitamos desviarnos para tratar de aproximarnos a la profunda satisfacción de la verdadera rendición al amor. Irradiamos esta rendición, este amor, en cada momento de práctica real. Ya no nos desviamos de nuestro corazón buscando la realización en otra parte. Simplemente nos relajamos en nuestro impulso más profundo: el impulso de amar. Aquí, lo femenino queda liberado del aislamiento, del vacío, de la dependencia y de la independencia, puesto que descansa en el amor mismo.

Lo femenino tiene un talento especial para el amor, la rendición, la profunda comunión emocional y sexual.

Sexualmente, el deseo básico de la mayoría de las mujeres con esencia sexual femenina es sentirse sobrepasadas por el amor, pero pocos hombres pueden estar a la altura de su poder, de su capacidad sexual, de su fuerza emocional. Una mujer cuya pareja pueda estar a su altura es una mujer feliz. No se trata simplemente de que la mujer quiere sentirse totalmente amada, penetrada por el amor y deslumbrada en el amor. Más bien, cuando se siente querida así es cuando la plenitud de su capacidad innata de *ser* amor adquiere plena expresión.

Una mujer con una esencia sexual femenina puede tener talento en muchos ámbitos, ya se trate de logros profesionales, de la crianza de los hijos o del despliegue de la creatividad en cualquiera de sus formas. Pero la entrega de tales virtudes seguirá llevando aparejada un vacío sutil, una necesidad sutil, en el corazón femenino. El único don que no deja sentimiento de necesidad es el don del amor total e ilimitado, expresado desde el corazón y a través del cuerpo. En el momento de dar un amor total, de rendirse en la entrega amorosa, de sentirse sobrepasada por el amor y de morir en la fuerza del amor, al talento femenino le es otorgada plena expresión corporal.

Lo masculino puede hablar todo lo que Él quiera con lo femenino; lo que Ella quiere es bailar. Ella quiere rendirse totalmente en la danza del amor, en la comunicación corporal, emocional y a veces sexual del amor, con un compañero igualmente rendido. Y cuando ella conoce el amor en plenitud, cuando su cuerpo está lleno de amor, cuando ella es movida y respirada por el amor, su búsqueda acaba.

SUPERIORIDAD SEXUAL FEMENINA

Fuera del dormitorio, hombres y mujeres pueden discutir sobre cuál es el sexo más fuerte. Pero dentro del dormitorio no hay competición que valga: la forma y la fuerza femeninas son muy superiores sexualmente a las masculinas.

No me estoy refiriendo a las superioridades femeninas evidentes: orgasmos más profundos y numerosos, mayor proporción de piel sexualmente excitable, una respuesta emocional que excede enormemente a la implicación masculina en la mayoría de los casos. Estoy hablando de algo más sutil y exigente. Me refiero a la capacidad innata de lo femenino para comunicar amor con el cuerpo. La mayoría de los hombres no pueden alcanzarla.

Lo femenino es el maestro de la comunicación corporal del amor, de la rendición completa y extática al amor. Mientras que lo masculino acostumbra a utilizar el sexo para liberar tensión, para lo femenino casi siempre es una danza de emoción compartida y rendición al amor. Mientras que para lo masculino el sexo suele estar impregnado de preocupación por la calidad de las prestaciones, para lo femenino suele estar motivado por el deseo de un profundo flujo de amor.

En las antiguas tradiciones culturales de Oriente, en muchas partes de Asia y en India, la gente entendía la superioridad sexual innata de lo femenino.

Cuando un muchacho alcanzaba la madurez sexual, era llevado a una mujer mayor, una mujer experimentada, una mujer que pudiera iniciarlo en el arte del verdadero amor sexual extático.

La educación sexual del muchacho no se reducía a conversaciones de vestuario y a unas cuantas tentativas con una muchacha en el asiento posterior de un coche, sino que era confiada a una iniciadora habilidosa, a una mujer experta de la tercera etapa, con reconocida experiencia en estos asuntos.

Después de ser iniciado de este modo, el joven estaba preparado para hacer el amor con la pareja de su elección. Estaba bien instruido en el verdadero potencial del sexo, que no había de servir para liberar tensión a través del orgasmo ni para ganar autoestima por medio de sus proezas sexuales, sino para potenciar y comunicar amor hasta alcanzar la extática autorrendición al amor. Después de aprender este exquisito arte de la rendición sexual de una iniciadora, el joven estaba preparado para abrazar a la pareja elegida y alcanzar la plena comunión con ella en la fuerza del amor.

Sin embargo, en nuestros días, la mayoría de los hombres se consideran afortunados si se les pone dura, la mantienen así durante 15 o 20 minutos y después tienen un orgasmo, con la esperanza de que su pareja también lo esté teniendo. La mayoría de los hombres de nuestros días no fueron iniciados al sexo por una mujer habilidosa de la tercera etapa, sino por sus propias manos. En la adolescencia aprendieron a masturbarse hasta alcanzar el orgasmo, y ahora hacen el amor con su pareja de manera muy parecida. Es posible que incluyan algunos juegos preliminares, algo de charla afectuosa, pero, para muchos hombres de nuestros días, el acto sexual es básicamente una forma de masturbación: masturbación compartida, masturbación gloriosamente sincronizada, pero masturbación al fin y al cabo.

La mayoría de las mujeres se sienten frustradas con un sexo tan superficial. Su esencia sexual femenina es naturalmente sabia en asuntos de amor. En su esencia, conocen la profundidad que puede alcanzarse en el acto de comunicar amor mediante el abrazo sexual y, aunque es posible que nunca la hayan experimentado con un hombre, la mayoría de las mujeres son muy capaces de la más profunda unión sexual. Cuando no la experimentan, la echan de menos. Puede que no sepan expresar específicamente qué es lo que echan de menos, pero sienten que en su relación íntima falta algo. En su cuerpo y en su corazón saben que la verdadera comunión sexual y emocional está ausente, aunque su mente no encuentre las palabras adecuadas para expresarlo.

Sexualmente, la mayoría de los hombres no alcanza la profundidad de la rendición de la mujer. Su necesidad de ser inundada por el amor es tan grande y su capacidad de dar amor es tan infinita que la mayoría de los hombres quedan reducidos a pura ansiedad en la presencia íntima de una feminidad que conozca su verdadera necesidad, su impulso primario.

Por tanto, la mayoría de las mujeres se quedan insatisfechas. Tienen su energía reprimida, puesto que la mayoría de los hombres no están dispuestos a recibir la plena expresión de su don. Pocos hombres parecen tener la energía necesaria para danzar con una mujer, o para responder a la profundidad de su amor. La mayoría de los hombres están muy dispuestos a rendirse a la pequeña muerte del orgasmo, pero muy pocos están dispuestos a rendirse hasta convertirse en la inmensa fuerza de amor que hace emocionarse a lo femenino.

La mayoría de los hombres están dispuestos a ser excitados por lo femenino, por su olor y sus formas suaves; pero pocos hombres están dispuestos a inundar lo femenino con su amor. La mayoría de los hombres están dispuestos a entregarse a una seductora, pero pocos bailarán con una auténtica encantadora, con una salvaje diosa del amor, con una mujer que no tolere nada más que la completa rendición al amor.

Una mujer así está dispuesta a entregarse completamente. Sabe que ahí reside su felicidad. Pero ella solo quiere entregarse al amor. No al abuso, ni siquiera al mero placer. Solo al amor. Si el hombre no está dispuesto a amar, ella no tiene un amante con el que danzar y su don queda sin entregar. Con el tiempo, este don no entregado provoca depresión, por lo que puede que ella busque una forma menor y desviada de rendición en el intento de expresar su don.

La mayoría de los hombres distan mucho de tener la capacidad sexual de que disfrutan la mayoría de las mujeres. Orgásmica, anatómica, emocional y psicológicamente, la mayoría de las mujeres son superiores a la mayoría de los hombres en el terreno de la intimidad sexual. Por tanto, es un error que un hombre intente satisfacer el verdadero deseo sexual de una mujer a través del sexo. No será capaz de hacerlo. Por mucho que él le dé, ella querrá más.

Solo hay un modo de que un hombre dé a una mujer lo que ella realmente desea, y es a través de la fuerza de su amor cuando él no cede al miedo. Un hombre que viva en el temor —de perder a su mujer, de fracasar en su profesión— estará debilitado en la expresión del amor. Su esencia estará trabada. Será incapaz de arrebatar a su mujer por no poder liberarse de la tensión que siente en su vientre. Su mujer espera, con el corazón hambriento, deseando sentirse inundada de amor, dispuesta a dar cada gramo de su amor y de rendir toda resistencia, pero él está consumido por su propio miedo.

Además, la energía del hombre resulta drenada por toda la parafernalia de actividades a las que se dedica. El trabajo, sus pensamientos, la bebida y la televisión agotan su energía. Para cuando llega al lado de su mujer, la energía femenina de ella es demasiado para él.

Si su energía femenina no tiene dónde expresarse, puede tomar la forma de una desviación: ella se recalienta y ataca los puntos débiles de su hombre, en silencio o furiosamente. Esto hace que lo masculino, agotado, se retire todavía más. La energía femenina, sea en la forma de radiante energía de amor o de necesidad emocional desviada, es excesiva para la mayoría de los hombres. La mayoría de estos no se han establecido en la libertad de Ser. Si lo hubieran hecho, aunque los vientos de lo femenino los envolvieran, ellos se sentirían fuertes, plenos, sin temor a perder ni a ganar, y, por tanto, libres del zarandeo de lo femenino.

Cuando un hombre descansa en su verdadero Ser, puede estar profundamente implicado en una relación íntima, pero eso no es esencial para su felicidad. Sabe que se siente feliz solo. Sabe que es feliz en relación. Sabe que ama a esta mujer. Sabe que podría amar a aquella otra. Si su pareja elige amarlo, su amor fluye libremente. Si ella quiere protestar y quejarse, su amor fluye libremente. Él hará sus elecciones basándose en la libertad. Él ofrecerá su amor sin echarse atrás. Él baila libre de obstáculos y compromisos. Y descubrirá diariamente quién (si es que hay alguien) quiere compartir la danza con él.

Cuando afronta esta presencia masculina inamovible de la tercera etapa, lo femenino tiene pocas opciones. Sus zarandeos ya no atemorizan a su hombre. Él simplemente se alza libre, amoroso, sin retener. Su presencia es intrínsecamente exigente, porque no se siente atraído por nada que sea menos que el amor. Esta exigencia resulta útil al anhelo de ella. El impulso básico de ella ha encontrado un compañero absolutamente fiable. Finalmente, Ella ha encontrado un hombre cuyo compromiso con el amor es suficientemente intenso para conmover su corazón. Como practicantes de la íntima comunión, lo masculino se libera continuamente de su miedo, lo femenino rinde continuamente su resistencia, y juntos mueren en el amor, sometiéndose a la fuerza del amor, liberándose de las desviaciones insatisfactorias. Nada menos que esto es lo que espera a lo masculino y lo femenino de la tercera etapa en la íntima comunión.

La búsqueda final

Ningún hombre puede sentirse satisfecho a menos que haya cesado de buscar la liberación y se haya relajado en su verdadero Ser en el presente. Ninguna mujer puede sentirse llena a menos que haya cesado de buscar un modo de llenarse y se encuentre relajada en el amor radiante en el presente.

Cuando un hombre ha encontrado su verdadero Ser, ya no teme perder a su mujer, ni tiene miedo de perderse a sí mismo en la relación con una mujer. Más bien él da la bienvenida a su radiante encanto y se entrega libremente a su amor. Él la arrebata, la rodea con su presencia, la ama sin inhibiciones, y ella se abre al amor, se rinde al amor y se siente llena. No llenada por él, sino llena al descansar en su propia plenitud como amor. Ella se siente llenada por su propia expresión del poderoso amor que rebosa de su corazón.

El amor desinhibido satisface su corazón. Muy pocos hombres están dispuestos a bailar con un amor tan dinámico y una rendición tan profunda. Asimismo, para el hombre, la relajación en la libertad innata de su verdadero Ser es la consumación de su búsqueda. Son muy pocas las mujeres que están dispuestas a recibir a un hombre que ya es libre, que no las necesita ni tiene miedo de ellas.

Recibimos muy poco apoyo para descansar en nuestra libertad inherente o para expresar el radiante poder de nuestro amor natural. En cambio, se supone que estamos buscando. Se supone que la búsqueda es el fundamento de nuestras vidas. Se supone que cada día llevamos adelante la búsqueda de nuestra libertad, sea esta de carácter económico, creativo o psicológico. Se supone que diariamente participamos en relaciones que nos prometen amor: relaciones familiares, de pareja o de amistad. Finalmente se supone que nuestras búsquedas y nuestras relaciones han de satisfacernos... Pero ¿lo hacen?

¿Cuándo nos daremos cuenta de que, por más dinero, sexo, conocimiento o afecto que obtengamos, siempre vamos a buscar más? ¿Cuándo nos daremos cuenta de que nuestros sentimientos de insuficiencia son resultado de la tensión de la búsqueda misma, y de que, si nos relajamos en nuestro corazón, en este mismo momento podemos descansar en la suficiencia?

Mientras dudemos de la suficiencia de nuestro verdadero Ser y de nuestro corazón, seguiremos perdidos en un callejón sin salida. Y la mayoría de nosotros nos desviamos en los mismos callejones sin salida: comida, familia, dinero, trabajo, sexo o conocimiento filosófico. La mayoría de nosotros también sabemos que, por muy buenas que nos parezcan nuestras vidas superficialmente, por debajo nos sentimos insatisfechos. No nos sentimos totalmente libres ni extáticos en el amor. Incluso en nuestra intimidad, a menudo se nos niegan nuestros deseos más profundos.

Abrazar al tabú

Para satisfacer los deseos más profundos de nuestro corazón debemos abrazar el tabú. Debemos admitir, por ejemplo, que deseamos algún tipo de liberación definitiva o muerte del ego, aunque tengamos miedo de morir *realmente*. Debemos admitir que deseamos rendirnos a otro en el amor, aunque no estemos dispuestos a renunciar a nuestra independencia. Hemos de ver que tenemos miedo de lo que más deseamos y por eso vivimos una vida mediocre, sin consumar nunca el impulso primario de nuestro corazón.

El hombre debe percibir la fuerza masculina dentro de sí, así como su deseo de sentir que una mujer se abre a él, y combinar su fuerza y deseo con el amor. Cuando se da desde el corazón, la fuerza de su energía y de su deseo se convierten en amor arrebatador y apasionado, entregado por alguien dispuesto a entregarse en íntima comunión.

La mujer debe sentir su deseo de ser amada y su impulso de rendirse en una relación. Debe darse cuenta de que estos deseos no tienen nada de malo. No es necesariamente cierto que ella «ame demasiado». Simplemente, en el pasado, ha buscado el amor en un hombre que no estaba a su altura, y por eso se ha rendido a una relación que negaba sus dones, en lugar de permitirle florecer completamente.

Aceptando la verdad de su impulso primario, puede dejar de rendirse a la personalidad de un hombre, puesto que nunca será capaz de satisfacer su necesidad. En cambio ha de hacerlo al amor que fluye de manera natural en su corazón. Ella aprende a relajar su cuerpo en el conocimiento del amor en el presente. Entonces ya no duda del amor. Ya no pregunta: «¿Aún me quieres? ¿Me quieres de verdad?». Comprende que el amor es verdad para ella cuando ama, no cuando duda, esperando ser amada.

Para sentirse plenos emocional, sexual e incluso espiritualmente, el hombre y la mujer deben aceptar y expresar su pasión, su agresividad, su deseo y su necesidad de rendirse al amor. Deben abrazar la plenitud de lo masculino y de lo femenino. Para arrebatar y ser arrebatados en el amor, lo masculino y lo femenino deben reconectar con su impulso primario de liberación y rendirse completamente.

Entonces, hombre y mujer pueden ceder igualmente al amor, liberándose y rindiéndose a la expresión más plena de su corazón. En lugar de alzarse como seres separados, cada uno de ellos se somete a su motivo primario. En lugar de intentar satisfacer sus corazones mediante una desviación, abandonan toda búsqueda y se relajan en su Ser, sintiendo su sentimiento esencial y ofreciendo el don que siempre han querido ofrecer, sin inhibición.

Durante el sexo, por ejemplo, el hombre y la mujer deben estar dispuestos a rendirse y a superar su contención temerosa. Deben estar dispuestos a llenarse mutuamente de amor, a sacrificarse y a ser sacrificados en el amor. El placer del sacrificio, de la liberación, de sentirse abrumados por el amor, de morir al amor que realmente somos, es nuestra realización más profunda. Podemos desviarnos hacia la esperanza, entregándonos a nuestra familia, ofreciendo nuestro tiempo a una labor empresarial, dedicando nuestra energía a una causa social o muriendo en las oleadas del orgasmo, pero nuestra búsqueda no acaba ahí. No nos sentimos completamente satisfechos. No descansamos finalmente en la dicha de nuestro verdadero Ser, de nuestro amor y libertad inherentes. Nuestro estilo sexual refleja esta tensión, esta búsqueda inquieta, nuestra negativa a sacrificarnos completamente en la ofrenda de un amor desinhibido y apasionado.

Quiero rendirme.

Quiero sentir tu rendición.

Debemos confesar esto a nuestros amantes y a nosotros mismos. Esto es el comienzo. Cada deseo, cada tabú, debe ser tomado y después convertido por el amor. Así nos liberamos, incluso en la confesión corporal de amor sexual por el otro. Nuestras fuerzas masculina y femenina son libres de arrebatar, de cautivar y de abrumar a nuestro amante. Nuestra esencia sexual queda plenamente satisfecha porque es capaz de dar su don más profundo: el don que a menudo es difícil, incluso tabú, mencionar en público.

Abrazando los tabúes de la liberación extática y de la rendición dichosa, admitiendo nuestros profundos y secretos deseos del corazón, somos capaces de vivir verdaderamente sobre la base de nuestros impulsos primarios. Es posible que disfrutemos de nuestra familia, de nuestra profesión y de nuestra relación íntima, pero ya no anhelamos que nos hagan sentirnos satisfechos, porque, de hecho, ya nos sentimos satisfechos. Liberando o rindiendo nuestra búsqueda en el momento presente, nos permitimos sentir quiénes somos cuando no nos vemos atenazados por la tensión de buscar.

Además, abrazando el tabú, nos permitimos ser movidos por nuestro impulso primario, más allá de la dependencia y de las relaciones al 50-50, e incluso más allá de nuestras ideas sobre el aspecto que debería tener una relación íntima. Nuestro amor ya no está determinado por los roles asignados a cualquier tipo de relación fija o temerosa. Somos libres de amar.

Estamos dispuestos a sacrificar nuestra necesidad de saber «dónde estamos», y por tanto somos libres de abandonar nuestros viejos roles y descubrir día a día el estilo de relación íntima que más sirve a nuestra expresión del amor. Estamos dispuestos a descubrir, momento a momento, cómo cultivar una relación íntima que nos fortalezca para poder dar nuestros mayores dones. Somos libres de hacerlo cuando hemos observado nuestras desviaciones, hemos ido más allá de nuestras relaciones de dependencia y de nuestras necesidades 50-50, y estamos dispuestos a seguir nuestro impulso primario para liberarnos y dejarnos abrumar por el amor. Al comprender la futilidad de nuestra *búsqueda* de liberación y satisfacción, nos relajamos en nuestra verdadera naturaleza, en el corazón de este momento, que es intrínsecamente abierto, amoroso y vivo más allá de los límites. En la práctica de la íntima comunión, la danza entre el hombre y la mujer continúa, pero la necesidad de que nos llene se detiene allí donde nace la plenitud de nuestro corazón.

Del mismo autor

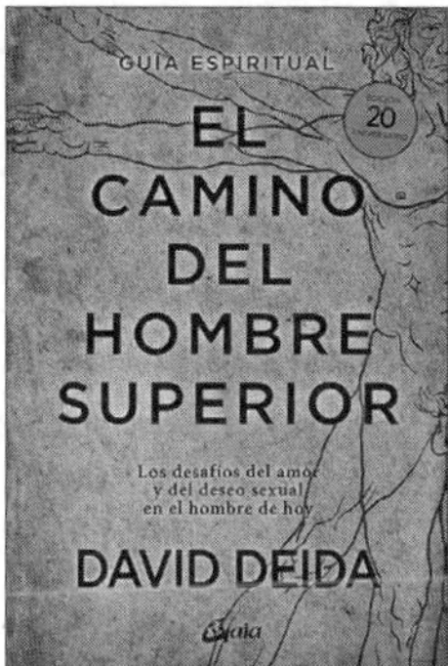

EL CAMINO DEL HOMBRE SUPERIOR

Los desafíos del amor y del deseo sexual en el hombre de hoy

El camino del hombre superior presenta el reto definitivo ¿y la recompensa? para el hombre contemporáneo: descubrir la «unidad de corazón y determinación» mediante la plena expresión de la conciencia y del amor en la apertura infinita del momento presente.

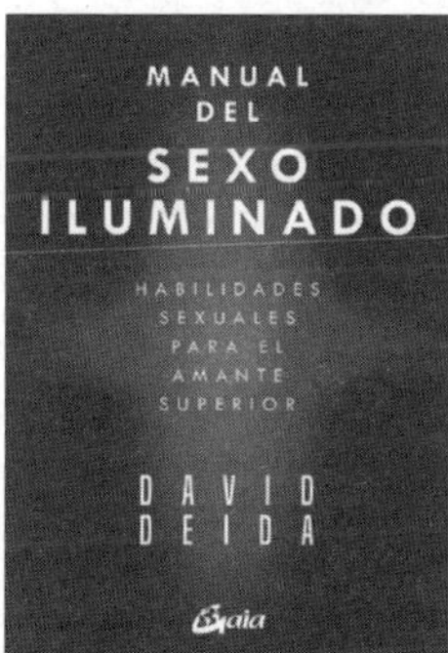

MANUAL DEL SEXO ILUMINADO

Habilidades sexuales para el amante superior

El principal propósito del sexo iluminado es vivir expresando amor, reconociendo y relajándose en la profundidad de un ser abierto, ilimitado y consciente, según nos enseña David Deida. Esta obra práctica enseña a ser un amante superior y a brillar en la ofrenda continuada de la luz del amor.

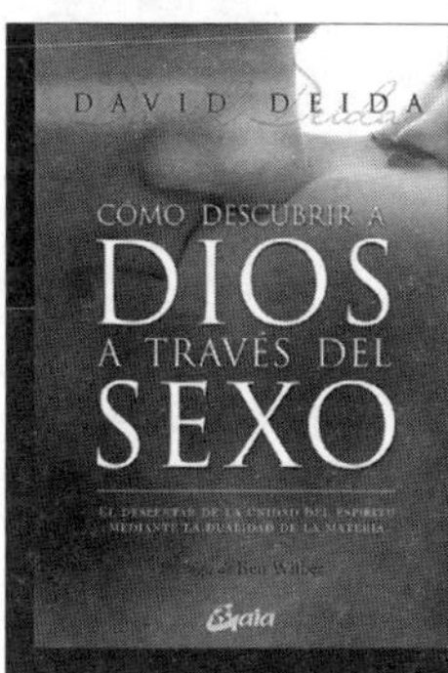

CÓMO DESCUBRIR A DIOS A TRAVÉS DEL SEXO

El despertar de la unidad del espíritu mediante la dualidad de la materia

Este brillante escritor, experto en sexualidad espiritual, presenta una nueva forma revolucionaria de amar, en la que el sexo se convierte en un acto erótico de entrega devocional.

En esta misma editorial

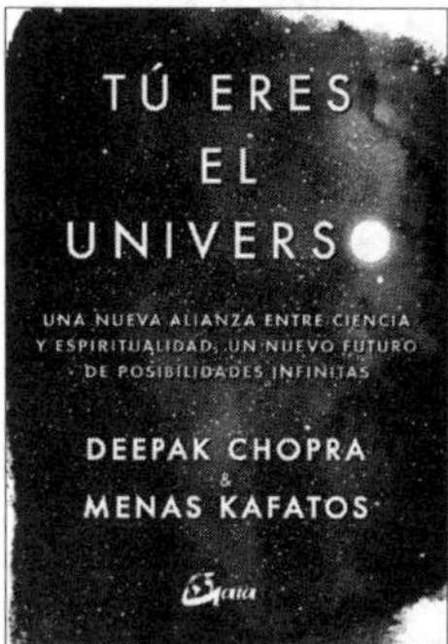

TÚ ERES EL UNIVERSO

Una nueva alianza entre ciencia y espiritualidad, un nuevo futuro de posibilidades infinitas

DEEPAK CHOPRA Y MENAS KAFATOS

Tú eres el universo traza una impactante nueva historia sobre cómo llegaron a existir el tiempo, el espacio, la materia y la energía, mientras guía al lector hasta ese ámbito en el que cada uno de nosotros dispone de la capacidad de transformar su existencia personal.

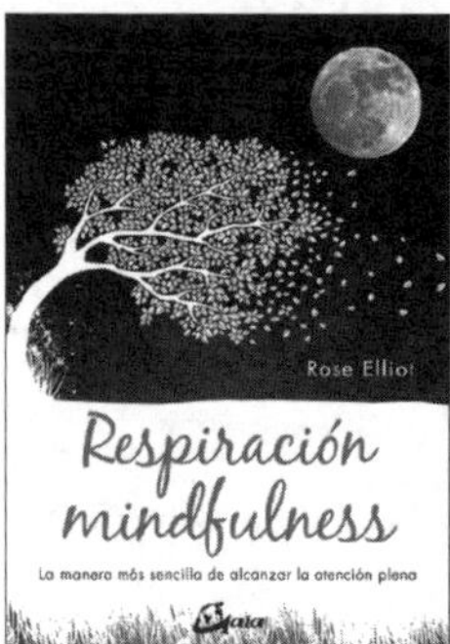

RESPIRACIÓN MINDFULNESS

La manera más sencilla de alcanzar la atención plena

ROSE ELLIOT

Todos nacemos con la herramienta perfecta para practicar mindfulness.

Se trata de un recurso que nos acompaña siempre, al que podemos acceder en cualquier momento y lugar independientemente de nuestras circunstancias y que, sobre todo, jamás nos falla: nuestra propia respiración.

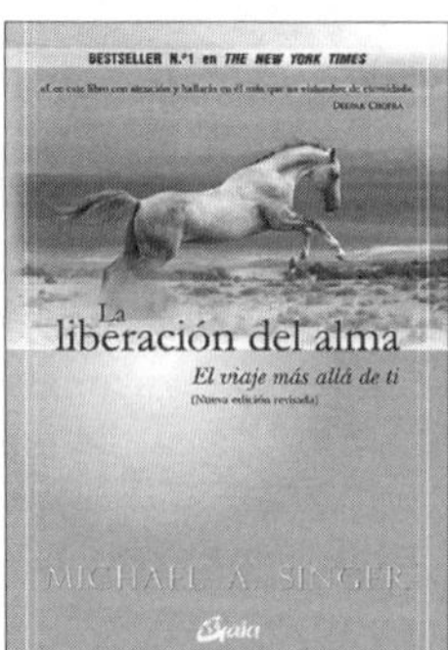

LA LIBERACIÓN DEL ALMA

El viaje más allá de ti

MICHAEL A. SINGER

Bestseller de *The New York Times* que destila la esencia de las grandes tradiciones espirituales; una inspiradora meditación sobre las ataduras de la condición humana y sobre cómo desprendernos de los bloqueos que nos aprisionan.

GRUPO GAIA

Para más información
sobre otros títulos de
GAIA EDICIONES

visita
www.grupogaia.es
Email: grupogaia@grupogaia.es
Tel.: (+34) 91 617 08 67